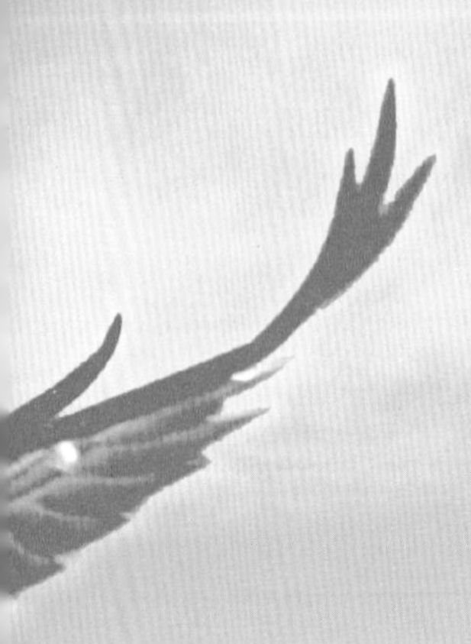

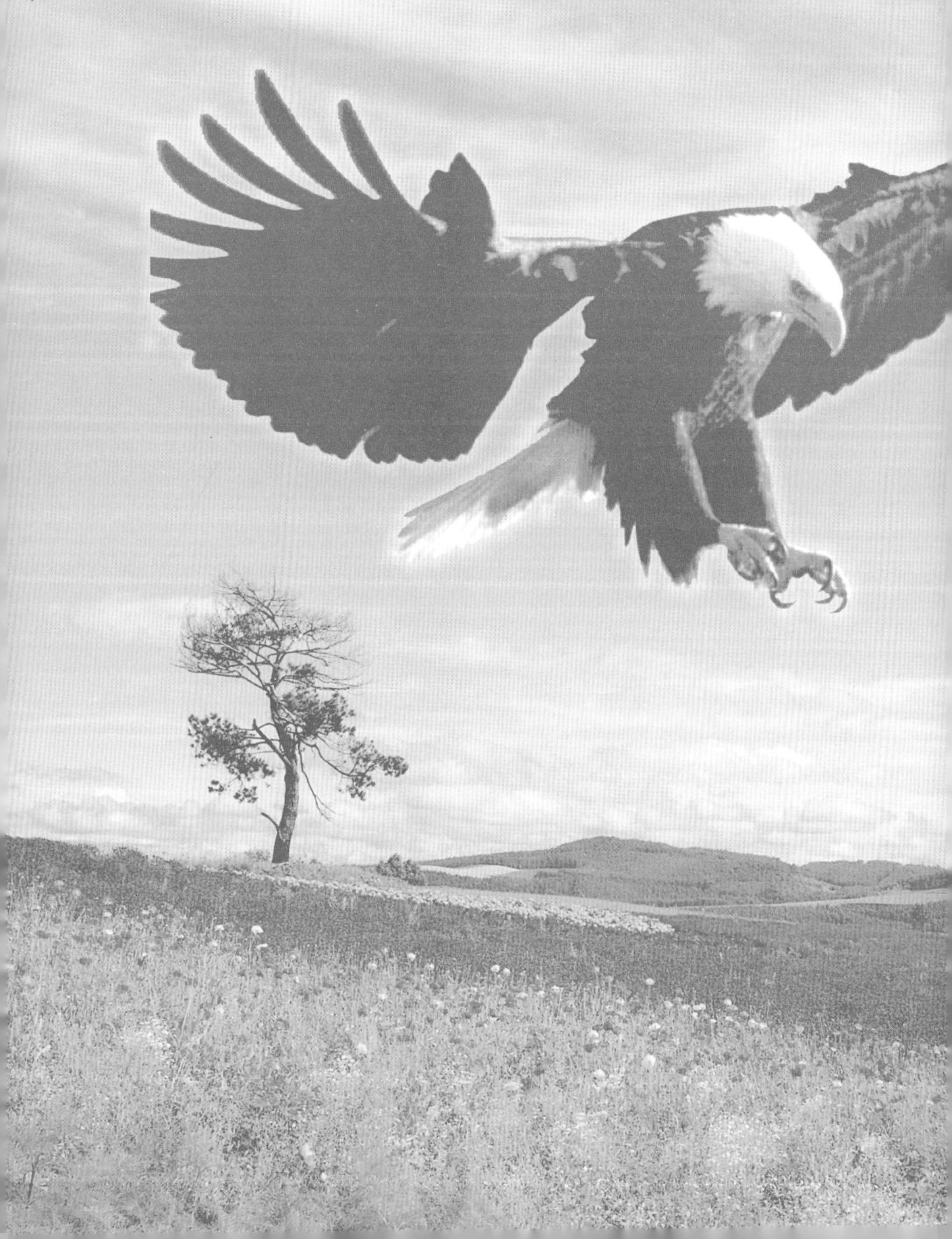

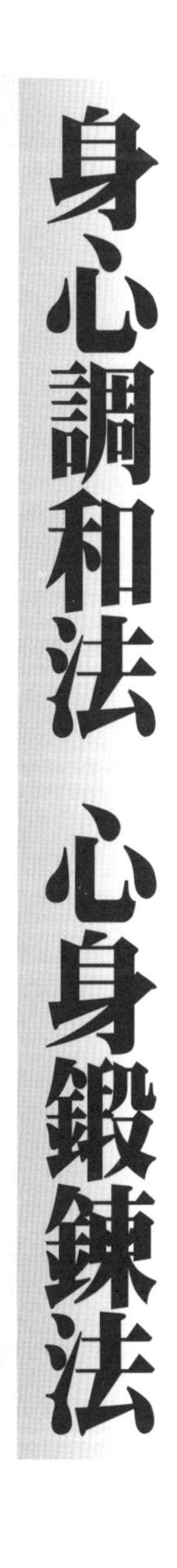

身心調和法 心身鍛鍊法

劉仁航
江夏雲鶴 著

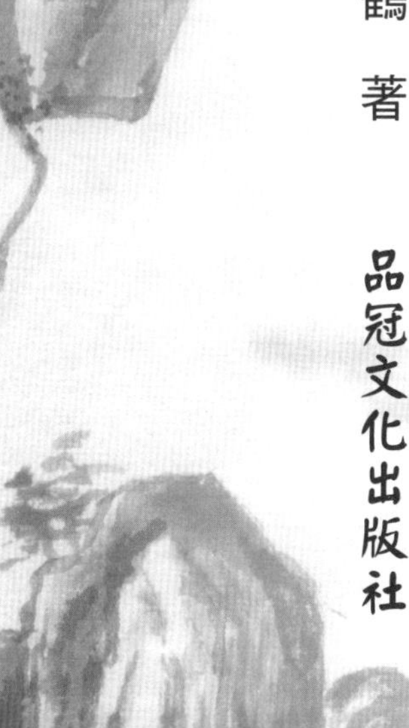

品冠文化出版社

策劃人語

現代意義上的「國學」一詞，是中國學術界，面對晚清以來西學東漸的大形勢，為了與「西學」相對應而逐漸形成的概念。國學，就是「國故學」據章太炎、胡適等學者研究，國故「即中國過去的歷史、文化史，包括一切」，「研究這一切過去的歷史文化的學問，就是『國故學』省稱為『國學』」（胡適語）

現代國學之精要，就是歸納、梳理、研究、闡釋祖先特有的、由幾千年文明積澱醞釀出的「中國智慧」，以期對人類文明，在以往貢獻的基礎上，作出更大的貢獻。這是一項意義深遠的學術工程。雖然祖先留下的這些寶貴遺產，在一些人的心中正日漸湮滅，但正像著名哲學家馮友蘭先生所說：「如果人類將來日益聰明，想到他們需要內心的和平和幸福，他們就會轉過來注意中國的智慧。」瀚海文化工作室策劃編纂的這套『養生壽世叢書』即旨在為今日「中國智慧」的啟迪，盡一份微薄之力。

毋庸諱言，國學作為一項研究中國固有學問的學科，其面對的研究對象浩瀚龐博，經史子集，詩詞歌賦，儒釋道醫武，存世資料浩如煙海，任何再雄心勃勃的研究者，大概也只能取「一瓢飲」。

為此，本系列叢書擷取了一部分以修身養性、陶冶情操、強身健體等為主要內容的精粹典籍，目的在於詮釋、完善中華養生學文化的理論和技術體系，為廣大熱衷於中華養生學文化的鑒賞者、研究者和實踐者提供詳細完備的文獻資料。

在策劃、遴選、擷取過程中，我們重點關注那些出版年代較早且存世量少，或者還未出版過的歷史文獻資料和典籍。由於許多資料和典籍時間較長，且保存過程中有疏失，故使許多資料完整和完好性較差，有極少的原版本還存在殘頁和缺頁。為了方便讀者閱讀和學習研究，我們雖努力設法予以補全，但仍有一些難以恢復原貌的缺憾。

所幸者，就其全書整體而言，其收藏、研究、參考、學習的價值尚未受到太大的影響。在此，針對那些版本方面現存的缺憾，本叢書出版後，我們也熱誠希望收藏有完整版本的仁人志士，能慨然援手，予以補全，以裨益於當世和後學。

應讀者要求，我們對本叢書文稿嘗試著做了斷句，對書中的部分晦澀詞語或冷僻文字做了注音和簡要注釋，並根據現代人的閱讀習慣重新排版，以便於讀者閱讀！由於我們水平有限，在校閱過程中，失誤和疏漏之處在所難免，請讀者指證並予以諒解！

瀚海文化工作室　王占偉

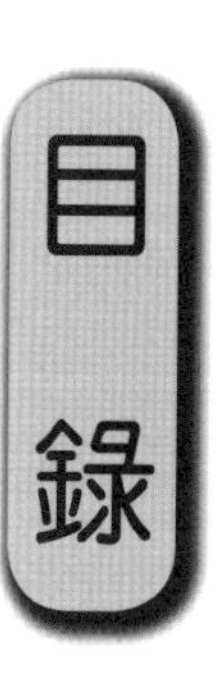

二校

第一篇
身心調和法

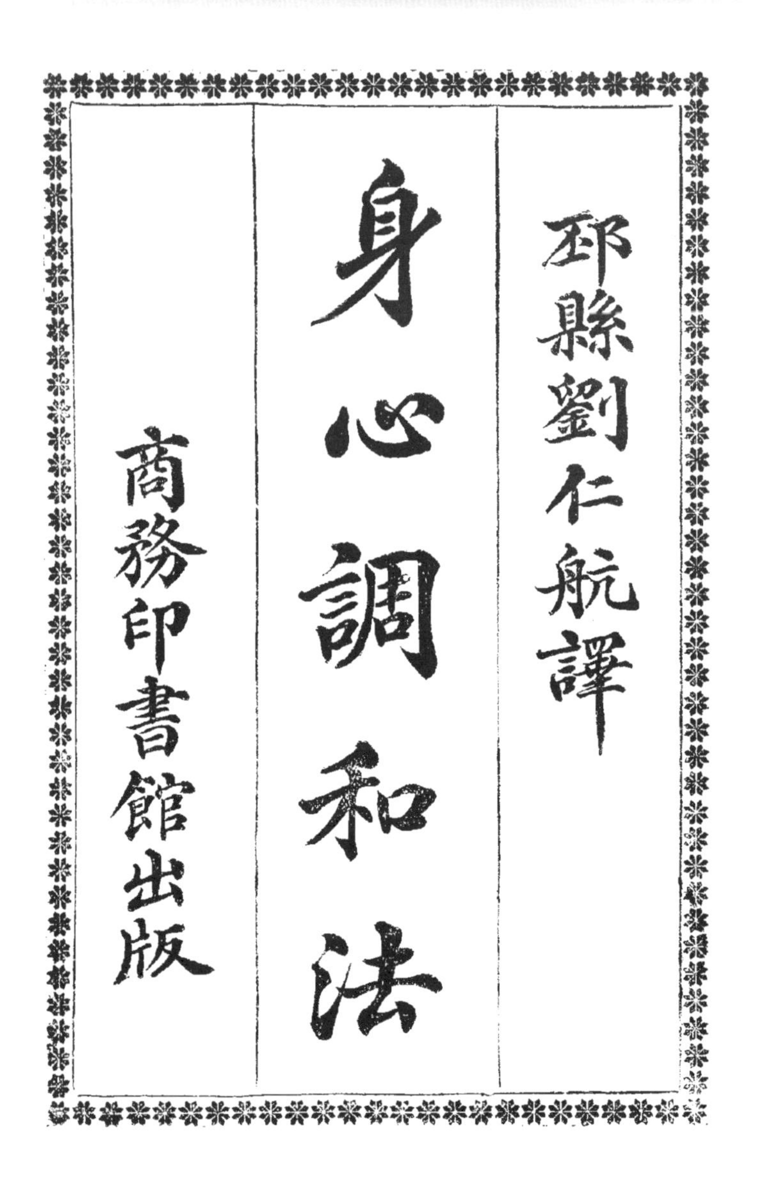

郯縣劉仁航譯

身心調和法

商務印書館出版

敘

此日本藤田靈齋之修養法也，其源實出我國之道術，藤田氏以科學系統，說明其原理與方法，蔚然為大觀，從遊之徒數萬，幾幾成一新宗教矣。

其教人分為三級，曰初傳，曰中傳，曰奧傳，此書即所謂初傳也，原名「息心調和法」。息者，指鼻之呼吸言，屬於生理者也。心者，指精神作用言，屬於心理者也。以生理、心理兩方面調和之，其始借徑於呼吸，終則精神為主，肉體為從，以精神宰制肉體，夫而後內外兼修，形神交養，以達修養之的，故曰息心調和法也。

劉子靈華，留學東瀛，專修哲學，曾執業藤田之門，親受其教，憫國中病夫之多，惟知從事於病後之治療，不知無病強健，固自有法，因譯是書，介紹於國人。

余固早年多病，而以修養法獲癒者也，故樂聞劉子之說，而為任校訂之役。書中所言，均極淺顯，人人可學而能者。抑余尤有感焉，吾國三代以前，凡百學藝，皆統於道術，自孔子問道於老子，傳之其徒，後乃別標儒家。秦漢以後，道家乃日晦，僅有方士之術，流傳人間，幾乎熄跡矣。然一學一術，其中含甚深之真理者，雖經中衰，歷久必復反於光明，且加盛焉。證諸科哲諸學，往往而然，不足異也。太史公論六家要指，獨推崇道家，以為精神專一，動合無形，與時遷移，應物變化，有以也哉。

民國五年十月　因是子　敘

第一章 敘說

第一節 本修養之名稱

本法名息心調和修養法，其義云何，可略述之。蓋吾人生存，不外精神肉體二方面。此二方面，原來一體，特就活動上以觀，則非無可分別，身體方面所最切者無過呼吸作用，而精神方面，則以觀念作用，確信實力為最要。然平常之人，於呼吸要件既多謬誤，失其自然之理法，於精神作用，又雜念妄慮，紛然並起，全失心意之本然，以致身體虛怯，病魔來襲，心力羸弱，陷於煩悶悲愁之苦境，亦云可憐矣。

本修養法，即為救此二弊而起，一面於不自然之呼吸法，使復其完全自然；一面於心意作用上，退治雜念妄慮，而鍛鍊其觀念作用、確信作用，養成偉大之精神力。此二作用雙方調和之結果，遂收下述各種效驗，此息心調和修養法之名所由立也。

第二節　本修養之目的與效果

此修養法目的為何，依法而行，有何效果，試一一述之。

一、先天體質虛弱，時時疾病不絕，依此法修養，可得強健之身體。

二、已罹疾病之人，用各種藥物，治而無效，依此法修養，一切難症可以治癒。

三、膽力小意志弱者，可以養成其膽力，堅固其意志，使在社會為成功有用之人物。

四、用此法不但強己身，癒己病而已，一己修養漸熟，成效已著，則凡有關係之親友，皆得勸之修養，使為完人。

五、又此修養法最終效果，不止強肉體卻疾病而已，並可進於精神方面，享受快樂，以達古今中外聖哲修養妙境，獲得宗教上真髓。此種利便捷徑，乃本修養法之特長。

以上乃就息心調和修養法全體之目的，及實修上之效果而述其梗概者也。在素昧此法之人，驟然聞之，或不免聞道大笑，斥為浮誇，雖然如王陽明啞子吃苦瓜偈云：「啞子吃苦瓜，與你說不得；你欲知此苦，還須自家吃。」玩味此偈，可以悟矣。

第三節　本修養法之種類

此息心調和法，有初傳、中傳、奧傳三級，若欲完全達到上述諸目的，必修奧傳。而欲修奧傳，先須修中傳。中傳別詳於《心身強健法》書中，本書則為入門簡易方法，在使人人可習。

若世有信心者，如法修習，其必達無病強健之目的，可操左券也（若疑惑者則不成就）。

近來頗有各種呼吸法，流行於世，然大抵僅屬於生理方面，或失之不完全。然此不完全之法，苟從事修習，亦可稍獲強身之效，況此篇所述者，不止生理一面，既有合理之調息法，兼有精神作用觀念法之一部，雖為入門初步，而已適合生理精神二面共動之大原理，故其效果之著，不俟言也。

爾來依法實修者甚多，無病強健之徵驗，已著成效。有志之士，幸祛疑惑，以自勵實修哉。

第二章 理論

第一節　疾病與虛弱果生人之本分乎

於此漸入本論，有先須研究之二事。

一、虛弱與疾病，為人人之本分乎？

二、弱者轉強，病者得癒，畢竟非借他力不可乎？

常聞身體虛弱者之言曰：「吾體生來虛弱，由於先天，終不能為強健之人。」

詰其證據，則以雖食多種滋補品，為各種運動，又事遷地療養等衛生法，終不能奏效也。

又聞多病人言：「予歷經多數名醫，服多種珍貴藥物，而病終不可絕，甲病癒而乙病又生，一年之間，日與病為緣，惟有帶病度歲而已。」

由此等議論察之，實由彼等心中承認疾病與虛弱，附屬己身，以為終不能離耳。使斯言而果信，則病者終不可復癒，弱者竟不能再強，誠無可如何者矣。

第二節　疾病與虛弱乃不自然也

然如前所言，與事實正為反對。蓋承認吾人身體為有病，已屬不當，至謂生而虛弱，尤為大謬不然。

吾人身體構造之巧妙，機關之靈敏，實不可思議，有匪筆舌所可形容者，其天賦權威，自然本性，實足抵抗黴菌，撲殺疫蟲，冒嚴寒，戰炎熱，凡百病魔，舉不足攖吾人之鋒，是蓋吾人體中自具有保衛利器，堅剛犀利，足以防禦戰守，遂其生趣也。

乃不自知天賦本能，奮勇爭戰，而一任弱病之來襲，恰如孱弱之國，不自振拔，兵將雲屯，器械山積，不能指揮，徒任敵國侵凌，寖以衰滅；又如家儲宿糧，倉囷充溢，而坐待餓斃，愚闇如此，非至堪憐憫哉。

第三節　自衛之妙機

然則此自衛之妙機果何物乎？無他，即吾人周身全體是，蓋大而四肢五臟，小而八萬四千毛孔，無一非自衛之妙機也，而其中最有大力者厥為血液。血液有二種作用，曰自衛與營養。

以此作用，驅逐病菌，排除毒素，癒一切病，營養身體，使之發達強健，養生之要，無過於此，故「血為生命之基」一語，早發明於古時四千年前，比及近代，醫術進步，血液之要，益得證明矣。

第四節　血液之效用

凡人體內血液之分量，壯年者約當全體十三分之一，即四千二三百克（法國衡名，每一克合中國庫平二分六厘八毫）至五千克之譜，而此血液中，有無數血球，其體極小，雖一粟粒之血液中，可含細胞數五百萬，由此推之，一人全體所含細胞之數，其多可知。

而此無數小細胞，各各獨立，以營細微之生活，輸送酸素（氧氣，由肺中）、液體、蛋白質及他諸滋養分於身中，且能捕殺病菌，與一切外敵對抗，故血液者，實營養吾人之全身，而退治百病，其功效之大，殆不可勝言也。

今僅就血液退治病菌一面，簡言之。蓋血中有所謂澄液者，透明淡黃色，名為血清，此不獨人體，各動物體內皆有之。血清功用極大，每遇黴菌來襲，即直捕殺之，是名血清之殺菌力。

又有所謂白血球者，其色白，亦為血液細胞，值黴菌來襲人體時，亦即吞食之，以防身體之障害，作天然之長城，此名曰細胞之吞食力。

凡此等細胞誅鋤黴菌狀態，有顯微鏡窺之，殊饒興趣。有捕得一黴菌，從頭食下者；有菌欲逃脫，脅桎其足而食之者；又細胞有時以一己之力，為未足臨大敵，操必勝之算，乃集合同類，編為聯軍，包圍而網取之者。其爭殺抵抗之狀，千變萬態。

然黴菌種類，亦殊乖巧，有時為卻敵計，著極細薄膜之鎧，以事抵抗者，此時白血球，亦特出辣手，噴出毒素，以殺其焰，黴菌若不即敗北，則雙方必起最激烈之戰爭，此大戰之結果，吾人生命繫之，但此戰最後之解決，一視血液製造之多少，與活力之強弱，及循環運行之順否，然欲血液多，活力強，循環運行，並無他道，惟須得完全呼吸法而已。以是之故，吾人欲維持生命，不可不亟考究完全之呼吸法。

第三章

呼吸法之種類與目的

第一節 呼吸之種類

呼吸方法，大別為下之三種。

一 肺尖呼吸

俗所謂肩息，凡病人及神經質人，心氣虛弱時，常為此等呼吸，又染肺病及他種疾患者，亦多屬此呼吸之人。

二 胸式呼吸

開張胸部，橫擴肺量之長，而使縮短，引下腹部以行呼吸。此亦名胸息。胸息之法，亦非完全呼吸。

三　自然呼吸

以上二法，皆不適當，故吾人須避之，而用合宜之自然呼吸法。所謂自然呼吸者，即適合生理作用本則之謂。其法一準正理，絕不妄加人為，故為最完全之呼吸法。吾人欲全生命，必依此方法行之，詳於下章。

第二節　呼吸之目的

一、呼吸目的在製造新鮮純良之血液

吾人入息時，空氣中酸素（氧氣），由鼻吸入，而來血液中。酸素與血液，俱循行身體一週，與體中細胞，及組織中老廢物，相化合而為碳酸氣，復吐出之，以此新酸素循行之結果，使體中老廢疲勞暗黑色之血液，即變為

新鮮純良之深紅色。

血液如此頻復循環於身體，吸入酸素，呼出碳酸，乃吾人保育身心最要之事，故必用極完全極自然之呼吸法，始可達其真目的。

二、呼吸目的在使血液循環優良

血液貴新鮮而純潔，固屬至要，然尤貴運行全身，周流無滯；若滯留一處，即為百病之媒，有害健康。使此血液循環良好，亦呼吸之大目的。苟不能達此目的，決非完全之呼吸法也。

關於血液循環一事，有醫學博士二木君之新說，今略述之。

二木氏之呼吸循環說

血液之停滯

常人全體血量，不逾二升五合，但此二升五合之血液，在體中周流運行，剎那不停；萬一流行不良，則新陳代謝作用，不能適當，百病乃起，血液因停滯故，原有二升五合者，其實在營養人體之數，減至二升，或一升五合，有名無實，不克供職，以致其人血色濁惡，手足寒冷，勞倦，腹痛，肩凝諸病，紛然並起矣。

雖然，其停滯之地果安在乎，蓋滯在腹中，腹之構造恰如橡皮，為能屈能伸之壁，為各物堆積儲蓄之所，若食物、若湯水、若糞、若尿等，皆聚其中。

故健康之人，全身血量，半數殆儲於腹中，若腹力不能緊張，則全體血量三分之二，停滯腹內，腹內積血既多，於是他部分遂有貧血之感；而同時腹內，又有多血之慮，若胃若腸，到處淤血充塞，新血不得發生，以致胃腸消化不良，飲食不進，因而黴菌發育，發酵時起，若氣溜、胃擴張、慢性胃加答兒諸病，頻頻繼起，又以胃腸運動力薄弱，常至便閉，以發酵故，而起腸加答兒與下痢，又以惡性氣體及消化不良，而血液中吸收毒質，於是腦神經受其刺激，遂成腦病、神經衰弱，腎臟、腹膜、肺、肋膜等疾。

腹部溜血逐出法

由上所言，腹部溜血，為百病主因，於是不得不謀逐出此溜血之法。其法惟何，即不外用力使腹堅固，腹堅固則內部壓力高，壓力高則溜血返於心臟，血返心臟，乃復由心臟逼出於四肢，以周行全身。

然則用力使腹堅固者，其法又若何，即運動橫膈膜是已。橫膈膜者，胸與腹中間之一大膜也，厥狀如傘如笠。腹內筋肉，則如傘骨，居於傘蓋之內。傘骨縮時，則傘蓋向下，故筋肉緊縮，則橫膈膜向下；橫膈膜向下，則胸部寬廣，胸廣則肺廣，是時腹部窄狹，而向前突出，腹向前突出，則腹中所有胃腸等物，皆從上壓下。

為此作用已，又用與此反對之法，使橫膈膜向上，則胸狹而肺縮，是時腹部寬廣，內臟引向後方，腹皮下凹。如此上下反覆為之，名曰橫膈膜之運動。橫膈膜之運動，足使腹部壓力增高。

腹部壓力高，則凡停滯之血液，皆可回於心臟，而更發出於四肢，此即所謂腹式呼吸也。

此外呼吸之目的，尚有數種要件，具詳中傳篇內，今省略之。要而言之，若不能達以上目的，其呼吸法，絕不可謂完全。本書所述呼吸調息法，雖極簡單，然要以近於自然且完全之方法，組織而成，學者能先用此法，修習純熟，則欲達呼吸真目的不難矣。

第四章 精神作用

欲轉弱為強，及治癒疾病，前述之呼吸法調息法，固為必要，然尚有更要者，即精神作用是。

精神作用惟何？不外心靈運動耳。然心靈運動，影響於吾人身體者，其效實偉大，不可忽也。

欲說明此事，先發一問，精神者，果何物乎？精神與肉體，有若何之關係乎？其全體非本論所可及，又不可以片言決，今特舉其概要，且將與本修養法有關係者述之。

第一節　精神及於肉體之力

一、精神左右五官之力

凡人精神，有愉快喜樂之感情起時，則所見皆美，所聞皆樂，所觸皆無上美感，如尤西堂反恨賦云：

風雲生色，花鳥送喜。

夫風雲花鳥與人之色之喜，有何關切，而以喜情感時，則覺其生色送喜耳。

又如江文通別賦云：

風蕭蕭而異響，雲漫漫而奇色。

又杜子美詩云：

國破山河在，城春草木深，

感時花濺淚，恨別鳥驚心。

夫風響雲色有何殊異，花豈有淚，鳥豈知恨，惟一入別恨人心目中，則風雲異狀，花鳥含愁耳。

以此推之，若忿怒痛苦等感情，其所聞見嘗嗅觸等感覺，無不皆然。

二、精神及於腸胃之力

凡人起不快悲哀等感情時，則食慾減少，甚或二三日，更不思食，蓋因感情作用，致消化機能變鈍也；反是，若精神作用，凝固剛強，而有固信力、觀念力時，則可生出一種動作，使胃腸消化力增大，實為可驚。試舉其例。

德國有名之科布博士，發見霍亂（虎列剌）病菌時，謂一切霍亂病，皆由此菌傳染之故。時有擺登考愛及翁美里二氏極力反對此說，而謂霍亂病絕非由此菌而起。

二氏為欲實地證明，遂取無數霍亂病菌吞下，而病竟不起。科布博士之言迄不驗，此無他，由二氏固信力堅實，精神作用強盛，血液循環優良，故黴菌無繁殖之餘地也。此類實例，世往往有之。

三、精神及於血液之力

人若起恐怖或驚愕之念時，則心中即起動悸，又顏色變異時，即為精神作用，影響於血管，催促精神，使其運行變化。

由此可知心中動作，及於血液運行者，其力偉大，凡一切精神治病之理，要由此推之也。

四、精神力能製造物質

據實驗心理學大家愛爾馬愷氏，所引開替教授之言，凡由不正不快性質，所起感情，皆可使血液及身體各部組織中，發生毒素，可由實驗上證明，並證明由忿怒嫉妒時，所生毒素，可詳細分析其顏色分量云。

又由葛排答博士說：「某地有一婦人，一日乳其愛子，偶以事故，其婦忽生激怒，心中張惶震盪，而所哺小兒，飲乳後，無端不久死去。推原其故，蓋由母親激怒後，身體發生毒素，注於乳中之故也。」

五、精神使肉體生死自由

平常之人，由驚怖悲哀忿怒等感情，達於極度時，忽然昏死，人所共知。故以此公例，並加以預期作用，可使無病強健之人，置於死地。心理學書所載，指不勝屈，而與此反對之理，即可用極強固之觀念作用，而保存其壽命，至所預期之一定時間，此例亦夥，可知精神關於肉體之要矣。

第二節　心主肉從

凡以上所舉，皆人人共知，事極簡易，毫無可疑者。至其原理，即吾人肉體隨精神而變易是也。蓋心為主而肉為從，實一定之理。亞蘭氏有言，形體者精神之僕，凡精神發動，則肉體皆悉服從之，此論允哉。

準此例，故人而真欲強健無病，治癒夙疾也，首貴鍛鍊精神。又其鍛鍊方法，不可不完備，然今此書未及詳說，但為初學者示以極簡易之入門方法而已，其詳於中傳述之（即心身強健法）。

第五章　實修方法

——息心調和法初傳

一、呼吸作用　屬生理者。
二、觀念作用　屬精神者。
調和此二作用，組織之，使為同一動作，即此息心調和修養法也。

第一節　調息法

一、姿　勢

實習此修養法，不論踞坐、椅坐、安坐、仰臥、直立，隨意所至皆可，但左諸條，則須一一注意，不可忽略。

㈠脊骨正直，下腹前張，從臍以上，至於心窩，不必用力，而使臍之上部處微凹，此為最要。

㈡頭正直，鼻與臍為直線，而肩自然平直，不必急張，兩手自然附於身側，兩掌置膝上互握，兩眼輕閉，以心內觀自腹。

附圖中說明　此圖為姿勢之模範，示呼吸時下腹部膨大及其縮小之狀。

1.姿勢矯正法，不論行住坐臥，皆應守此勢（本書姿勢條對照）。

2.下腹膨滿者，為入息，及用力下腹丹田之時。

3.下腹之點線，為呼息終了時緊縮之狀。

4.臍之上部，應時常凹下，於此圖中臍上凹處，應善體會。

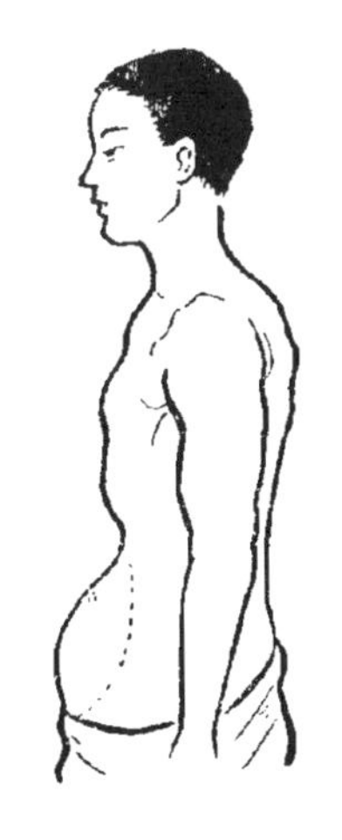

二、呼吸調息法

姿勢既正，乃可依下列諸法，而事呼吸。此呼吸法，即前所云自然呼吸，名之曰調息法。

甲、呼氣

呼氣者，將氣息向外吐出之謂。常人習慣，皆先吸後呼。初學者呼氣較易，故使先呼後吸，而當呼息之前，稍稍吸入，用力於下腹，使之伸張，隨力所能，經片刻後，徐徐將氣呼出。

【注 意】

㈠此時一面下腹充滿氣力，一面從鼻發出極輕之氣息為佳。否則由胃部至胸際，氣分充滿必覺胸中苦悶，而頭部亦受刺激，故須注意此點。

㈡至時間長短，亦無一定，要以適合自己程度為宜，忍耐固佳，然亦勿太過，反有所損。例如能堪二十秒之人，至十七八秒即可停止。

㈢又體內有疾之人，更不宜強忍太久，以隨力所能，適可而止，切勿過度，此為最要。

此後呼息方法如下。

【呼氣之方法】

呼氣時，先由鼻徐徐而出，恰如線香之煙，當吐出時，先於下腹用力（此時注意斂全神於丹田），漸漸凹入，即緊縮下腹而吐息，儼如將下腹附著於背部者然。

如此始為一次完全之呼氣。

乙、吸氣之方法

如前所述，既將腹中所有濁氣，呼出無餘，乃行吸氣。其方法如下：

先從鼻吸入空氣，充滿肺量，因而橫膈膜向下，下腹部向前膨出，於是肺中空氣，始完全充滿，是為完全吸氣方法。

如此吸息，使下腹膨大，乃復照前述呼氣之法，充滿氣力於下腹，而呼出之。此時必須用鼻出入為要（參照前呼氣條注意項）。

如此一呼一吸，乃為一完全呼吸。

【注　意】

㈠吸氣時間，約占呼氣時間三分之一。

㈡吸氣時肋骨安靜，而稍向上掀起，又使其橫量稍為寬廣，但在肋膜病、肺病之人，胸部不宜鼓動，能直用下腹丹田呼吸亦佳。

如上諸法，以行呼吸，反覆為之，繼續至二三十分鐘或一小時，或至一二時尤妙。其時間則由人職業、身體、境遇可自斟酌。

丙、靜呼吸法

若用以上呼吸方法，能長時繼續，練習純熟，乃可漸移於靜呼吸。靜呼吸之法如下：

下腹用力，臍部以上，不必用力，以使氣無停滯，氣細而長，聽其自然呼吸，是即漸進於靜呼吸之狀，久之，下腹亦不必故意用力，使或張或凹，但保持自然姿勢，取靜謐安閒之態度，繼續呼吸，至十分鐘、二十分鐘，或半小時，均可任意。

（附）調息法實修之注意

㈠當下腹部用力呼吸暫停時，或將咽喉通氣之路閉塞，以致面色發赤，頭胸不快。凡此皆所當避。

㈡若現在體中有病者，應格外慎重，取極徐緩之練習，切勿太猛。

以上關於呼吸調息法已具大略，下乃將精神作用方面述之。

第二節　調心法

精神方面，先須述者，即觀念法是。

如前所言，支配吾人肉體者，厥惟精神，故精神作用，甚為重要。若當調息之時，但為無意味之呼吸，此名動物呼吸法，可謂毫無價值者也。此無意味之呼吸，斷不能達無病強健之目的。

故每一呼吸時，必加入一種觀念。此種觀念即所謂精神作用是已。此為本修養法之特色，與他法異撰者也。

以下就觀念中最簡易者，略述其卓著成效之點，願實行修養之人，當調息時，務必與觀念法同時俱行之。

一、簡易有效之普通觀念法

凡為一觀念時，心中先作是觀：「此彌漫太空之元氣，足癒一切疾病，足使弱者強、病者癒，為不可思議之靈藥，故吾今者如法呼吸，將此靈藥吸入體內，自可排除百病，收不可思議之效。」

即預定此目的，乃營呼吸，且於每一次呼吸時，務保持此正確堅固之觀念，勿使散失。

按：此為藤田修養法之特色。其應用原理蓋酷似淨土宗觀法，可取《觀無量壽佛經》閱之。

至呼吸時，必並用此觀念，先由鼻吸入空氣一口，即心念曰：

「以吸此宇宙大元氣故，空中所有不思議靈藥，入我體內。」

如此中心凝注，將氣吸入，隨腹所能，稍稍用力。再作以下觀念曰：

「今此靈藥循體中病處而行，病即癒矣。」

如此十分注意凝想，而後徐徐呼出之。當呼出時，又作此想曰：

「我今為此呼氣時，體中各病，隨氣俱出，散至無際，永斷病根。」

如此十分注意凝想為之，以促起心中十分愉快之感，依此法反覆呼吸，至若干次以上，乃漸移於靜息。其注意之點如下。

㈠依病狀及種種他故，若由吸氣至呼氣時間太長，不堪用力下腹者，或非不堪用力，而修習未善者，則將觀念時間，略為縮短。

㈡雖無特殊疾病，而若虛弱之人，修習此法，其目的非為癒病，而為強健來者，則其觀念法，亦當更易，作「得靈藥後轉弱為強」之觀念。

上述皆普通易行之法，不論何人可試為之，乃最普遍之觀念法也。此法乍聞似覺太簡易，並無奇處，然而功效絕大，苟得其趣，則有生龍活虎之妙機，學者其盡心焉。以下更述特別觀念法。

按：此觀念作用治病健身之法，拙著《樂天卻病法》始終皆述此理，其奇趣尤多，可以參證。

二、血液循環之觀念作用

血液者，乃癒一切疾病之第一要素，強健肉體之第一養分，然血液亦隨精神而變化。其作用之理，於前章已述之，今特論其方法。

三、觀念法

先將身體分為三部：㈠上部，自胸以上至於頭腦；㈡中部，賅括腹部全體；㈢下部，腹部以下。

至於兩足，若胸部以上病者，曰上部病；腹部病者，曰中部病；腹部以

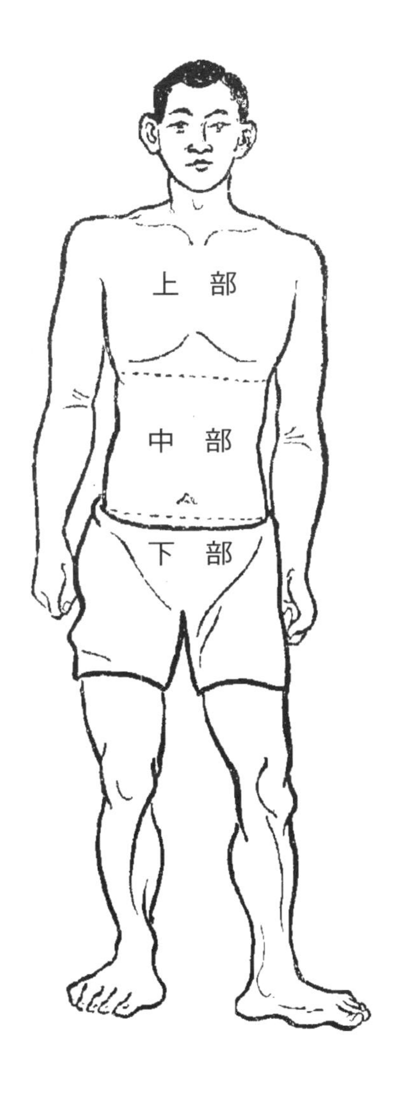

下病者，曰下部病。

不論上部、中部、下部有病，每一呼吸時，新鮮淨潔之空氣，必來改換其血液，使之純潔，而全身部分，皆周流圓到。凡鮮潔血液循環所至，其病必癒。凡欲修習者，當先具此觀念。下述具此觀念之法。

上部病時呼吸觀念法

若人上部有病時，則先作此觀念：自覺心臟、肺臟，不在胸部而在下腹部之丹田。人驟聞此語，必以為狂愚，然姑且不論，應暫擱置生理家、病理家之言，而試用此無理之理以事修習。

此觀念既定，則照各種規則以事呼吸。當呼吸時，先吸氣一口，用力下腹，同時作默念曰：

「此處（下腹部）有極純潔、極新鮮之血液湧出矣。鮮血湧出，循環流行，洗滌病處，於是病毒一洗而空矣。」

此觀念既堅固，次吐出氣息，方吐出時，又默念曰：

「我身所有夙疾舊病，今皆退治；所有不淨老廢之血液，皆已集於下腹，由下腹處洗淨，而更易新者矣。」

凡此觀念，每一次呼吸時，必完全為之方佳。蓋此種精神呼吸靈妙作用，可助生理呼吸之器械作用，其足致血液循環良好，效力偉大，實為可驚，較之但用器械呼吸，其功不止十倍二十倍也。

中部（腹）病時呼吸觀念法

腹部病時，即照常人所知，心臟、肺臟本在胸部者，而作此觀念。先吸氣一口，入力下腹，默念曰：

「凡吾體內血液之停滯下腹，為致病本源者，悉上升而返於心臟，至肺臟時，一一滌淨，變為新鮮之血液矣。」

此觀念堅持，勿使散失，乃向外呼氣一口，即默念曰：

「吾心臟所流出純潔之血液，循環至於腹部，故腹部所有夙病，一律滌淨矣。」

為此觀念，心中堅固憶持，勿使散失。

下部（腹以下）病時呼吸觀念法

若人下部病時，則用前述上部呼吸觀念法，以心臟、肺臟，作置於下腹部丹田之觀念，吸氣一口，入力下腹，而默念曰：

「此丹田中，有純潔新鮮之血液流出，滌除下部疾病，而病已癒矣。」

持此觀念，勿使散失，次向外呼氣，復默念曰：

「血液之流於下部滌除疾病者，今又上升而變為純潔清鮮矣。」

如此反覆堅固憶持觀念，勿使散失或不明了。

普通虛弱者所用呼吸觀念法

上皆述現身有疾之人，所用各種觀念法。若人並非有疾，但身體虛弱，其法自當別異，茲更立一法。

其法仍先吸氣一口，入力丹田而默念曰：

「自腹部起，凡留滯全身之血液，皆從心臟行歸肺臟變為純潔矣。」

乃吐氣一口，又默念曰：

「純潔之血液，今周行全身，全身各部已完全強健矣。」

四、靜息與觀念作用

靜息者，如前所云，僅於丹田加力，而呼吸出入，聽其自然，漸次沉靜安詳之謂也。

此呼吸行時，最當注意者，即仍保持觀念作用，勿使散失是。當此時也，不特已有觀念，勿使散失而已，須更積聚之、凝集之，俾臻純熟，使無意識時，其觀念自然常在，自然活動，此為最要。

其觀念狀態如下。

「呼吸非有亦非無，但一任其自然出入，而一面善持其觀念作用，使血液調和順適，循環靈妙。」

為如此狀態時，其效大著。若為此修養法者，必不可不達此境。

（附）實修者注意要領

㈠若實修者雜念妄想，忽然生起，未能拂去，則此觀念難以養成。但此時且不必管雜念，但一心注意下腹，凝集全力，如花含苞，如雞抱卵，專意調氣之出入，神不外散，殆漸漸習熟，雜念自消而觀念顯出矣。

㈡實修不拘何時何地及次數，隨意可也。

息。

㈢不限定修習時，即平常行住坐臥，恒入力下腹，但須時常從鼻出微息。

㈣呼吸法及觀念法，詳於中傳，然但就本書所載，切實修行，其效亦大矣。

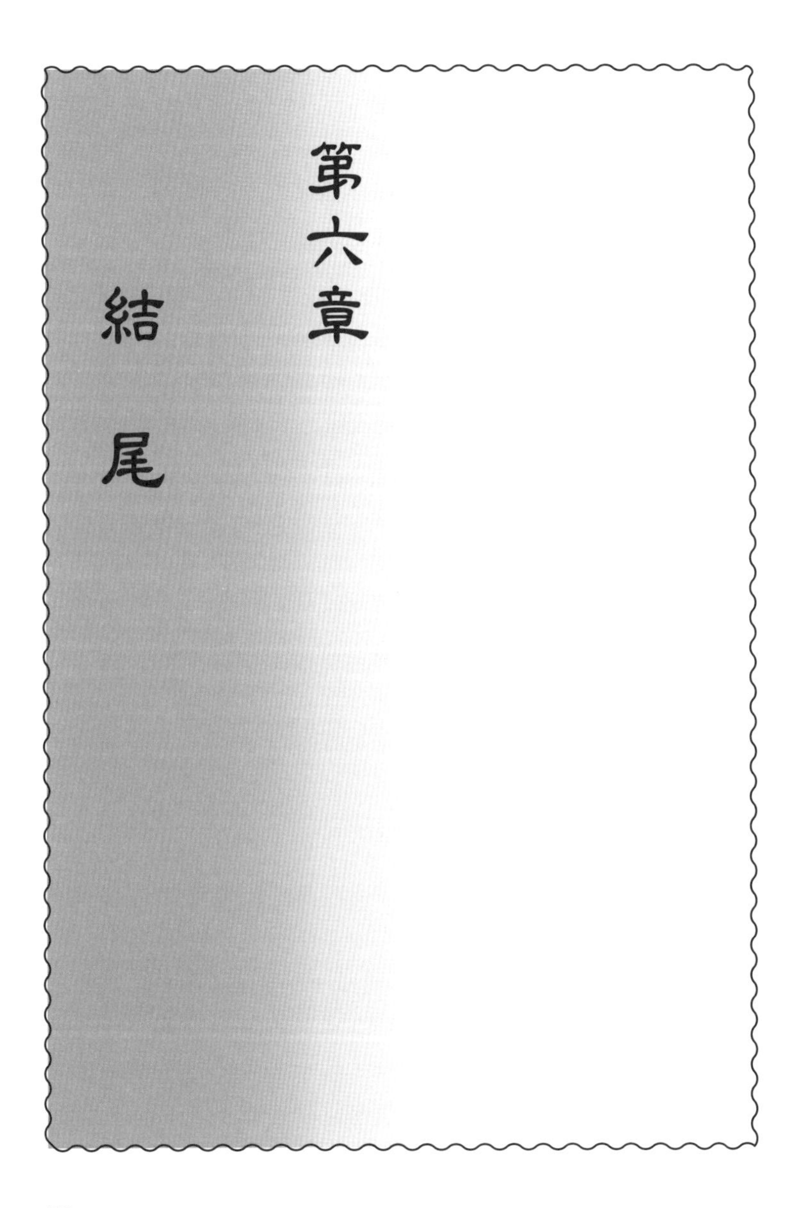

第六章　結尾

上述息心調和法初傳，略如此。至其奏效之時期，亦因人之熱心與否，及修習巧拙、疾病難易；又其人之體質而異，有僅一二週而效果大著者，有一二月而效果大著者，亦有甚久而效仍未著者。然要而言之，若能熱心實修，用一分工夫，必得一分效果，此固實驗者也。

又有人以為此種修養之效，不無因疾病種類而異，何種病為有效，何種病為無效耶，又此法果無害否耶？

然此疑問，殊屬不必。何者，任何種疾病，皆由血液不調和而產出。但使呼吸良好，血行暢遂，血液純潔，百病自絕其源，任何病狀，自然不現矣。若更詢及害之有，無是則大愚之甚。惟遇內臟、機關有夙疾者，若呼吸太劇，殊為不宜，應徐徐循序修習，是為要耳。

若能於此初傳修習，稍有所得，欲求其詳，必須取中傳之身心強健法習之。

注意歸結

吾人日常講心身強健之法，與大眾同事奮勉修養者，蓋不但志在養身，亦在養心；知所以養心，乃知所以為人之道，乃達真人之域，以赴人生圓滿之目的也。

若逸其大目的，徒事個人肉體之無病強健乎，則距吾輩所期尚遠耳。

按：藤田氏此注意最精為表示其提倡此學之全副精神，蓋若但求肉體無病，而以遨以嬉，亦一蠢然動物耳，有何足貴。鄙人所編各書，亦同此意也。藤田氏發行《真人》雜誌，為其鼓吹之機關。其所謂真人者，蓋黃老真面目，而唱破世人之假面具耳，誠可謂當頭一棒，為今虛偽文明之對症妙藥矣。真人之義，詳於我國黃老列莊之道派，而佛教之小乘羅漢，亦曰真人云。

附錄

——醫學上所見之呼吸養生法

醫學博士 菊池米太郎

此編為醫界泰斗菊池博士，於大正二年三月二十二日，在兵庫縣住吉觀音林俱樂部例會席上之所演講。

其對於本會之諸評，乃從醫學上、科學上所證明者也，其中往往用醫學術語，常人所不解，特更換以平易之解釋，以期普及焉。

一、醫者之定義

欲知此修養法者，先須考究醫者之定義為何。

㈠動物與人之共有性，即在保持健康，增進長壽。

㈡不幸而染疾病時，應速治癒之，或使減輕。

以此之故，為欲完全此任務，醫者應搜集種種經驗，研究最新學理，應其病症及個人體質，為適宜之治療。

如吾人所用藥劑，皆經幾千年之驗方，而漸次改良者。至近世學理進步，乃應用電氣療法等類。又因化學進步，乃將各種藥劑，分析調和，使藥物效驗益著，若血清注射療法，即其類也。此外若按摩，若針灸，乃至體操、音樂，凡可治病之具，皆採用之。

故若但知用藥，殊未足盡醫者之任務也，如所謂呼吸養生法者，無小害而有大利，故今以推薦於世，希注意及之。

二、養生之意義

欲知養生意義，應涉及人體構造、生理、病理等學，然今無暇多及，特舉要言之如下：

㈠若欲身體康健，必使身上所有本來精巧機關，無有滞礙，互相調和，活潑運動。

㈡所謂長壽者，即全身生活機關，繼續運轉，無有休止是。

㈢欲治癒疾病，恢復健康者，即對於各部機關，加以助力，輔其活動；或促進其能力，而施以物理、化學諸藥物，及各種醫術是。

由是以觀，則健康、長壽、治病等之公理公例可知已。蓋此等目的，不過皆欲人體內生活機關自由活動無滯耳。

欲達此目的，又有二公例。

㈠必使血液循環旺盛，各機關營養豐富。

㈡必使腦及神經系健全，令各機關之運動，活潑調暢。

所謂血液循環者，即於各機關中，輸入有益養分，而排出無用廢物也；又輸送可動性之防禦機關（若血球及血漿中之血清，循環各部，以護身防病者），如戰時之兵站線路，平時之交通驛所。蓋吾人體內，血液循環之重要，有若此也。

至所謂精神作用，即人性靈能，繼五官而感受外界種種狀態是已，一遇外界有變，則發適當之命令，此命令從神經中樞傳出，通過各機關，使各機關互相調和運動，全體得營生活機能。

以此之故，故其總司令部，須常十分康健，所發命令，乃良好正確，而不為無用之勞動也。

三、呼吸養生法及於血行之影響

由橋本靈星氏所實修體驗，則藤田靈齋式之修養法，與血行有三種利益。

㈠使血液之清淨機能，十分滿足。

㈡助血液之循環。

㈢保持血管壁之彈性。

蓋吾人軀幹，由橫膈膜之界限，而分胸腹二腔。胸腔內，行血機械為噴薄（水龍性，可吸水噴射）性之心臟，其他大部分，以空氣填其虛，而容積得加減變化者，則為肺臟。其側壁由脊柱、胸骨、肋骨及肋間筋而成。此胸腔之容積，可向於側面擴張至一定度數。

但若人至老年，則擴張力甚小。其構造此腔之基礎，為橫膈膜，位於中央部。以橫膈膜筋肉，極有收縮性，其狀扁平，可使胸腔極廣，容積增大，延引於四周。其擴張之度，若時常練習，不僅可以增加，並可保此習慣，雖至老年，依然繼續不衰。

至腹腔以內，為肝臟、腎臟、脾臟等，及其他諸大部分，以管狀臟器填塞之，故其容積，亦可隨時增減。又腹腔之壁，除脊柱外，其筋肉皆可伸縮自在。

由心臟所發出之血液，沿大動脈管流出，輸入上肢及頭部，以血液之養分，貫橫膈膜，而入腹腔，更與腹腔內諸臟器，以多量之血液，終分為二，以養下肢。

此等枝分之動脈管，更遞分無數小管枝，漸次微細，成毛細血管，以遍達全體各臟器筋肉骨骼，及皮膚之端，而供以所需養料，一面更收容各部之老廢物，而運回之，漸次集合之，注入於靜脈管。各靜脈管，更集合增大，其會於腹部及下肢者，為下大靜脈管。其貫橫膈膜至頭部及上肢者，為上大靜脈管，達於胸腔，共復還歸於心臟；再出，通肺動脈管，而成肺臟內之毛細管網，於此交換清濁二氣，排出靜脈血中所含碳酸，而吸收動脈血中所含酸素，洗清之血液，更為肺靜脈，而歸於心臟。

凡此血液交流作用，名為大小二循環（循環全身，為大循環；但循環於肺，為小循環）。

所謂心臟者，由筋肉壁以成，有噴薄器（此物理學上名詞，若唧筒水龍是）之作用，輸送動脈血液於毛細管。惟靜脈血復由毛細管向心臟之回流作用，今世學者，尚未得精確之說明耳。又動脈管與靜脈管之殊異，動脈管厚而硬，受外來壓力少；靜脈管薄而軟，若受外部強大壓力時，即易屈曲，而阻遏其中血液之流通焉。

以上略說明血行器構造大概，至所謂藤田式呼吸養生法者，與血行器之影響果何如？

其呼吸養生法之第一義，為深呼吸，儘肺量所能堪之限度，而為收縮，而為擴大。

當為此收縮擴大以事呼吸時，清濁二氣之交換，十分充足，使全體內血液，得完全除碳酸，取酸素之效用。

其呼吸養生法之第二義，所以與血行之益者。

蓋血液循環，實為心臟所司，其由噴薄器作用，所押出之血液，以所受壓力，順次傳流於動脈管，達毛細管之末梢部。凡此作用，其理由係從心臟噴薄器之壓力無誤，但由毛細管，再循環於靜脈管內。其原理今尚未十分證明，至如何使血行良好，其方法益無由得知。

而今從藤田氏之呼吸養生法，不但運行血脈之理，可以說明，並可用人工補助動脈之運行，裨益心臟之作用，其效力偉大，實為可驚，誠修養之模範矣。

其第一次始行呼吸也，開張胸部，以營深呼吸，胸腔廣大，肺臟內得滿容空氣，不但胸腔內壓力增加，不餘寸隙，又以強壓力故，薄膜之靜脈管壁，受其壓迫，故動脈血之運行，毫無妨礙，而防止靜脈血，向胸腔之逆流，因之上肢及頭部毛細管，先受此影響而漲大，血液之流入豐富，一面組織中之老廢物，為血所收；一面由血液運來之營養分供給於組織中，全體之筋肉皮膚，得十分潤澤。

靈齋曰：當胸部開張時，空氣吸入，以空氣壓力故，薄軟之靜脈管，受其壓迫，而血液難通，而動脈管一面加增雄厚之力，乃得流通無滯，當是時也。有由頭部及上肢，回向心臟之靜脈血，被其抑壓不前，而動脈一面，則血流旺盛，乃得利用此機會，向頭部上肢方面，輸送血流，使上肢毛細管，血液充足，毫無遺憾焉。

其第二次深呼吸時，盡力所能，使橫膈膜向腹部膨大，故腹腔之內，來新壓力，而腹中所含血液一部分，通上行之大靜脈，回流於胸腔，而從大動脈所來血量，乃受其制限，由下肢回流之靜脈，亦甚受抑壓，一方腹腔內諸臟器，血量減少，而他方下肢，則有多量血液，從動脈流來，當此之時，合計人之全體，其中部胸腹內臟血液，比較減少，而頭部及上下四肢，則血量充足。

靈齋曰：胸中空氣充滿時，下腹膨大，腹中壓力強，所有血液，皆從大靜脈向心臟上壓，同時由腰間下來之靜脈，受其抑迫，血液不得歸還，而動脈乘此時機，乃得盛輸血液於下肢，故兩腳等處，血液充滿，流行旺盛，要之，身中吸滿空氣，則所有血液，自然受其逼迫，而向上下四肢灌注，是其大效也。

其第三次呼吸，腹部膨大，徐徐呼出空氣時，胸腔內新壓力減少，先時已由吸入之陰壓力，抑制回流，故頭部及上肢靜脈血，自然流注心臟，且因強壓故，腹腔內之靜脈血，通於上行之大靜脈，貫橫膈膜，向陰壓之胸腔而回流至腹腔內，血液，以此時為最少。

靈齋曰：當膨腹而緩緩出氣時，胸部新壓力減少，而腹部無變化，故致頭部兩手之血液，盛向心臟吸入，同時存於腹內之靜脈血，向胸部十分押集而上，故此時腹中血液最少也。

其最後第四次呼吸，腹部之膨大漸收縮時，則由腹部大動脈，向於腹腔內諸臟器，輸入新鮮之動脈血，致血行熾盛，促下肢靜脈血之回流。

由此觀之，第一第二次時，血液之大部分，送出軀幹以外，至於毛細管之末端，其脈管壁十分伸縮，使血量豐富，營養饒多。至第三次呼吸時，頭部上肢及腹腔內之靜脈血，復還輸於心臟。至第四次呼吸時，為補充下肢靜脈血之回流，動脈血盛行流入腹臟。凡此交流作用，由心臟噴薄器所送出之血液，以營養身體，又依胸腹兩腔壓力之互為增減作用，能力之變化，致呼吸法旺盛，如此理由，毫無可疑。

又胸腔內所吸入血液陰壓之力，其作用有二端：一因肋骨掀起而胸圍擴大；二因橫膈膜縮小而下方開張。

以此張縮二作用，足益長生，自不必論，惟肋骨掀起，胸圍擴大者，達一定之年齡，則逐漸衰減，故人若不於此鄭重注意，以練習橫膈膜之呼吸，而養成其慣性，則未入老境，早已血行沉滯，生活機能，發生障害。苟能及未老以前，從事此呼吸法，練習橫膈膜之伸縮，則血液運行，可常無滯礙，雖至老年，仍得生機暢遂焉。

凡煙草、酒類及梅毒等，皆足使脈管壁變為堅硬，必須避而遠之。此固吾人所當切戒。然雖無此等原因，而人之肉體，日變月化，剎那不停，迨其衰老，脈管壁膜，漸次變成硬質，而運動遲鈍，殆不可避之事也。惟以用此呼吸修養法故，則可預防血行之遲滯，又脈管壁，依練習伸縮故，其彈力性可以長保。

靈齋曰：人之日即衰老，有種種原因，然血管逐漸變硬，為一大端。而惟用此呼吸法，足防血管變硬，常保彈力，故長生久視之道，無愈此者。

以上三端，皆與增進健康，延長壽命，有絕大關係。今更總論之。

其第一條：由深呼吸，使肺臟交換空氣之作用旺盛，其理至為易見。

其第二條：使血液循環旺盛，亦不難知。

其第三條：預防脈管壁變硬，此理極妙。蓋藤田式之呼吸養生法，實可謂殊異之點，而今世僅見者也。

血液中含蓄養分，以養身體五臟器官，此世所共知，但人體中新陳代謝，刹那不停，組織中之老廢物，必須刻刻除去。若一旦不幸，疾病發生時，則其一部分，須善為修治；又老廢物之排出既多，則必待新力活血，迅速填補，尤為至要，故必盡力所及，將廢血送還。凡此等動作，賴靜脈血之回流作用，不依心臟之收縮，亦不依靜脈管之收縮，及筋肉之收縮，惟依適當呼吸法而已。

靈齋曰：若人受傷，或有疾病時，其患處必須特別速送血液，新舊交換，以資接濟。譬如機器，其損壞之一部，必特別修繕，庀材施工，乃可逐漸恢復，與他部分營同一職務。故人體受虧，須特輸新血，灌輸彌補，其理亦同。當此之時，廢物不去，新機不生，醫家所謂去鬱生新是已。故最要者，當使靜脈血迅速流去方可。然欲達此目的，向乏善法，惟用此呼吸修養法，則血行速而病傷速癒矣。

余自幼時，即常主運動身體，為保持康健，療治疾病之最效良法，深信不疑。然由今思之，其法尚非完全。蓋運動時，必須筋肉伸縮，乃可促靜脈管血液之運行，血行既速，新陳代謝旺盛，生活機能因之增進，運動所以癒病，實由此理。雖然，若於日常生活必要之運動以外，更強事運動，雖於血脈運行，亦有利益，而因筋肉伸縮頻繁，故體力消費，不能不增多，一身贏絀，統計亦不可忽也。然若用此呼吸修養法，以代運動，則足以促進血行，補充傷病部分之所缺，消費無多於筋肉之養分損耗甚微，而促血液進行之力甚大。故此呼吸法，較諸運動，其利益甚為優越也，況又加以精神鍛鍊，則此法之優可知矣。

靈齋曰：運動者，足使血行旺盛，身體康健，疾病痊癒，此人所共知。但若為甚劇烈之運動，則須留意。蓋一面固可使血行優良，一面筋肉之力，先須消耗。譬如商工營業，必須對校其子母贏差如何，而後可為之，然若用此呼吸法，則筋肉精力之消耗極少，而血分之獲益已多。由此觀之，呼吸法之利益，遠勝全體運動可知矣。

夫但呼吸法一項，已有如此大利益，況又加調心法之和同作用，兩輪並運，雙翼齊張，其效果偉大當何如哉！

第二篇
心身鍛鍊法

江夏雲鶴譯著

江間式 心身鍛鍊法

上海商務印書館印行

江間氏自題五首

螢雪孜孜三十年，趨庭訓晦仰前賢，
一朝學得申韓術，獨立人間意闊然。

挺身聊擬報皇天，北馬南轅廿八年，
功尚未成名未遂，回頭蹤跡淡於煙。

石火光中寄此身，夢醒五十八回春，
唯余一片心靈在，欲救茫茫世上人。

六十仍期三十年，不希儒佛不希仙，
自家別有自家訣，鍛鍊精神金石堅。

斷以行之鬼神避，紛紛何況人間累，
休論解脫與玄虛，先向自家心上試。

修養後之江間氏像

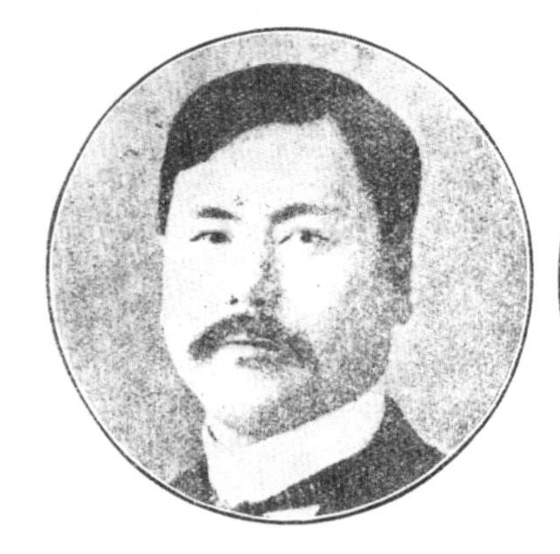

修養前之江間氏像

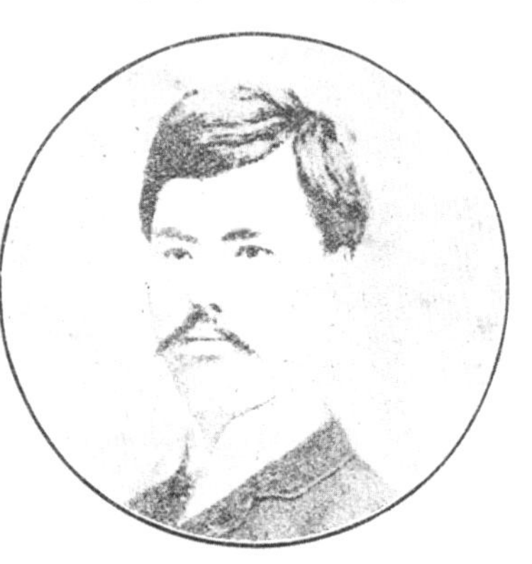

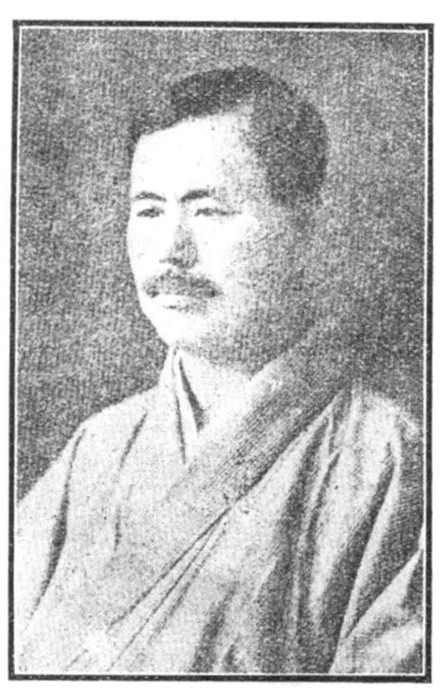

靜坐圖

是以開式心身鍛錬法
無種靈苗也
裡栽鐵花是
是火中開蓮者
鍛錬心身術得
自金剛座上來
大正七年　月日
永平默仙七十六歲

曹洞宗大本山永平寺管長日置默仙禪師揮毫

江間先生腹式呼吸（へ）字形之圖

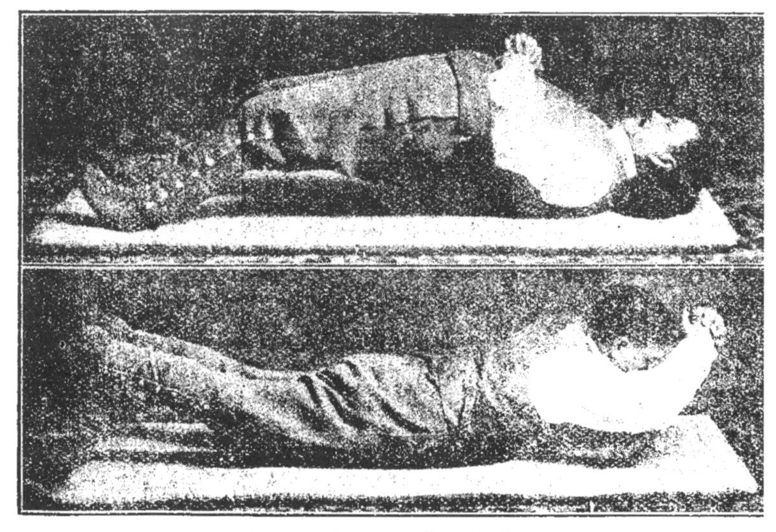

江間先生腹式呼吸（∨）字形之圖

緒言

吾人試舉目以觀世界之大勢，社會之現狀，則不問國之內外，洋之東西，凡棲息地上之人類間，莫不有激烈之生存競爭焉。夫處此競存之戰場，生此多故之時代，欲占優越地位，立家成名，深入成功之域，誠非易事，必有周詳之擘劃，堅毅之勇氣，方能免夫失敗也。

三十年來，不佞於此，曾力事研究，疊經實驗，始創一種簡單易行之處世的「心身鍛鍊法」，歷年苦心，幸不虛擲，非如宗教家言之尚神秘與繁文瑣節也。

不佞奔走政法二界，卅年於茲，頃因有所感悟，毅然改入靈界，專心一致，思為國家，為社會，為同胞人民，宣傳此法，謀增其幸福。今與諸君既有研究機緣，用述梗概，以為貢獻。

至於不佞目下所欲述者，約分數端，即第一論江間式心身鍛鍊法之性質，第二言其目的，第三方法，第四效果，第五教育、原理及精神修養本義，第六靈魂之解剖及組織，第七神通力之體得，第八氣合法之性質功效（按：神通力及氣合法之意均見後述），第九宗教家之資格，第十結論等。顧是等問題，欲詳細推敲，以求明徹，恐連篇累牘，徒擾讀者腦力，或引讀者之倦怠，故僅撮其精華，提要鉤元而述之。

考心身鍛鍊云者，修養精神健康肉體之謂也，言其主義性質，則江間式心身鍛鍊法為其最積極者，就中立說，類似於道家（神仙家即道教）、釋家（佛教）者雖多，而主義目的，則迥然有別，至與儒家耶教，旨趣亦殊，蓋欲使抱大志之青年，具宏願之世人，得藉以達其目的希望者也，是故「江間式心身鍛鍊法」以極進取的努力主義為旨趣。

江間式心身鍛鍊法之由來

不佞在三十五年前之青年時代，即列籍自由黨，提倡激進的自由民權論，附先輩之後，效奔走之勞，時有大井氏，以辯護士（即律師）而於黨內占大勢力，不佞羨其威望隆隆，慨然曰：「彼亦人也，我亦人也，亦將習辯護士，而活動於政界，庶至憲法實施時，當可位列大臣矣。」

比年二十七，即抱「業若無成，雖死不還」之決心，而入明治法律學校（今改明治大學）。是歲因肺疾，求診於樫村博士，博士即告以君無可治法律等專門學問之身體，苟惜命，曷歸故鄉而執耒耜。

夫不佞有兄弟五，伯兄壽止三十二，仲兄壽止二十七，季弟與妹，各僅七齡而夭折，其病，皆癆瘵也，血統如是，故體衰身瘠，顏色蒼白，非壽者相，盡人能言，固無待博士診察而知之，顧不佞感於「陽氣發處，金石亦透，精神一到，無事不成」之至論，激於西鄉隆盛「丈夫玉碎愧磚全」之格言，自維與其瓦全，毋寧玉碎，求學不因此而餒。

然而惜身愛命，亦人情之常，於時，特稽考典籍，叩質先輩，研究一切健康鍛鍊等法，捨短取長，據為實驗，及其結果，竟能元氣日增，康健漸復，果於第三年中畢業。明年，應辯護士試，及第，此明治二十三年，即余年達不惑時事也。

當不佞年二十七八時，體重僅七十二斤，自習此法後，第二年即增十八斤，第三年增三十斤，第五年增五十斤，而成一百二十斤之偉丈夫矣。是非故作大言，驚人聽聞，試以卷首所附二像，互相比較，自可明其前後相差之大矣。

不佞求為大臣之目的，今雖未達，而二三十年來，歷任東京辯護士會，暨府議會、市議會之議長，當選眾議院議員四五次，曩在中央黨（今改憲政會）亦曾任總務委員，此後苟仍能奔走如前，則大臣之位，決非無望，然今之大臣，價值頓落，遠遜疇昔，故已不欲作此想矣。

蓋假令得任大臣，對此賄賂公行，廉恥墮地，世道衰微，人心日下之世，亦無正本清源之策，以是改入精神界，冀得一易其靈魂之方，以貢獻於社會國家，故不佞之入靈界，非為老邁，非因厭世，亦非功成名遂潔身自退，因自思由出世至三十歲，為受父兄師長教導之人，其後三十年，為獨立獨行，活動於政法界之期，今後三十年間，將以圖報先覺諸輩之恩誼，並以謀導後進青年以入正道焉。

江間式心身鍛鍊法實驗談

「江間式心身鍛鍊法」嘗傳授於大錦黑瀨川二力士，而舉優良之成績，特述梗概，為讀者告。

明治四十四年夏，有相撲家大錦氏（按：相撲即角力，為古時遊戲之一，今日本盛行之，每年五月，集力士互角，以能顛仆他人者為勝），因患坐骨神經痛而輟業。

一日遇余於浴場，彼此接談，悉其好習相撲，欲成大家以問世，乃好事多磨，罹此痼疾，以致輟業。

彼且自述曾求名醫診治，迄無寸效，後因某醫之勸，求診於各處催眠術大家，亦不稍瘥，以目下情況言，不僅囊日夙望，盡成泡影，且身體雖碩，治業反不如常人，殆一無用之長物而已。

余聞之，殊代惋惜，即語之曰：「然則曷來余處，余當用氣合術（詳後）為君治之。吾儕十數年來，固已治癒多數坐骨神經痛矣。」彼乃隨余返，余為之施猛烈之氣合，即倒而不省人事，比醒，則重痼已去，此後續受施術六七次，為之呼出靈力，施以暗示，俾在角力場中，得隨時發揮金剛力（詳後）。

由是彼在練習之際，能力雖弱，一登角力場中，筋力頓增，前後迥若兩人，是由「江間式心身鍛鍊法」言，實當然之結果，而自尋常觀之，亦可稱為奇蹟，當時曾呼出其第七識（按：釋家分靈魂為九識，其第七識為煩惱妄想之魂，詳後）。覘其若何抱負，彼竟不知不覺，大聲呼曰：此病既治，縱不成舍利，亦秘成橫綱（按：橫綱為力士技術出眾者之稱號）矣。其志望之堅，於此可徵。

彼之能飛黃騰達，如今日者，盡出此大志大望，與其修養之力也。

厥後復有力士黑瀨川氏，因在角力場中，每有誤傷之癖，來求矯正，遂亦授以鍛鍊法，並察其靈力。此後角力，得免負傷，顧不能若大錦氏之威名赫赫，良以呼其第七識而覘抱負時，彼稱角力場中，能不誤傷，則益當努力修養，以求大進，是其志望本無大錦之大，而性質復至溫和，獲效較小，固亦其宜，特彼能篤志修養，故其術仍漸次上進也。

據不佞自身之經驗，及前述力士之實例觀之，凡修行（即研究實行）江間式心身鍛鍊法之人，有大志願及大煩惱者，所獲效果恒較多。

古人有云：「惟此一點無膽焰，煉出人間大丈夫。」又曰：「無煩惱之濁水，則無清靜之蓮花。」洵至言也，是故以習此鍛鍊方法之成功言，則多煩惱及執著深者，反較溫良恭儉讓之人為易。

江間式心身鍛鍊法之目的

鍛鍊之法，自古相傳者不一，至於近頃，則形形式式，尤為繁多。考其究竟，終多長短相參，殊鮮盡善盡美，而足為不佞心服及信仰者。因是不佞自青年時代，即欲窮其蘊奧，創一完全之方，積多年之研究，復經躬自修行，暨驗諸他人之結果，至今乃敢自信確有所得矣。

不佞公佈之「江間式心身鍛鍊法」有三大目的使判斷力正確一也，使斷行力剛果二也，使無病長壽三也。

蓋凡人有正確之判斷力，剛毅之斷行力，則無論處何時代，決無失敗之虞，其成功也，固理所當然。假令既獲成功，而壽至四五十歲即逝世，仍不足稱有幸福，必享百歲左右之大年，俾成功長壽，兼而有之，始可滿足人生之最大幸福也。

凡人欲舉一事，治一業，自發意以至決行，必經幾多之階級。在素重責任之人，小事不苟，施行有序，如臨大事，尤必小心翼翼，逐層推敲，言其順序，則首必細思其事可為否乎，是謂發意；繼考其事之能否成功，並審其邪正善惡利害得失，是曰熟慮；終則辨別此事對於國家社會及一己，能合正義而有利益否，復決其事之舉行與否，是曰決心。在此發意至決心之間，司統轄支配之能力，悉蘊於內，故曰識的機能。

既有如是決心，仍未可貿然施行，又必詳察四周之情形，及關係事項之狀況，逐漸前進，以至實行。

實行之時，則勇往直前，百折不撓，有劫火燃八風起（八風佛典語，謂利衰毀譽稱譏苦樂能煽惑人心者）而不動、天柱崩地維折而不驚、意志堅定、不成不止之慨，是蓋斷行力之最大者也。此種能力，乃現乎外，故名動的機能（識的機能及動的機能二語，乃本書新創）。

凡人理想之能否實現，一視其識動二大能力而判，是故事業之成功占勝與否，實與二大能力之發達與否成比例。

蓋吾人欲為一事，即令事極可行，苟無三思熟考之能力，即不能生確乎不拔之決心；即有確乎不拔之決心，苟臨事逡巡，遇難思退，亦必不能於此激烈競爭場中，成家立名，而深入成功之域也。

嘗觀世人能具此二大能力，不偏不倚者，甚稀。其對於種種問題，誠頗有能述其遠大之懷抱，精當之意見，足使吾人感服者，然不能躬自實行，而徒以智巧善辯衒世者，亦比比皆是。此等人物，無以名之，名之曰空中樓閣黨。

反之，無深遠謀慮，精當見解，濫以企業家自任，而舉力所難任之事業，則每多失敗，固不待言，即能不屈不撓，勇往直前，以冀僥倖於萬一，究無異於暴虎馮河，不足取也，藉令成功，亦出僥倖，猶擲骰相搏，偶得勝著，決非實力之賜。

吾人當以正確之實力求成功，不可冀僥倖於萬一也。

上所云云，乃就心理的、哲學的方面言，茲更由生理方面推論之，吾人神經，有知覺系統與運動系統之別，凡知覺神經銳敏之人，判斷力必正確；運動神經健全之人，斷行力必剛強。

又自一般觀之，復可分人類為四種，即——

㈠判斷力與斷行力完全發達者。

㈡斷行之力無異狀，惟判斷力已狂者。

㈢雖有斷行力，而判斷力絕無者。

㈣兼具二能力，而不甚發達者，是也。

屬第一種者，即吾儕所稱理想的人傑。此等人物，無修行江間式心身鍛鍊法之必要。屬第二種者，醫學上謂之瘋人，苟送瘋人院或受吾儕之氣合術，可治療之，且癒後可使修行江間式心身鍛鍊法。屬第三種者，曰白癡，無論醫家、教育家或吾儕，均無救濟之之方法。至於第四種兼具二大能力而不甚發達之人，則隨處皆是，而教育法之原理，心身鍛鍊法之原則，實莫不發見於是也。

明治三十一年七月某日，不佞承東京教育會會長，岡部子爵之招，在東京諸教育家之會合集上，演說此事，以促教育家之研究，力言治教育者，絕非僅以教科書強學生記憶為能事，要在使識的機能與動的機能，發育完全而無偏頗。

如目下普通教育，雖定智育、德育、體育之三方針，大都僅以複雜教科書，強制學生之記憶，致多數學生，羅神經衰弱者，絕不能稱完全之教育，且藉令有德育、有智育、有體育等，苟不能使此二大能力，平均發育，則畢業以後，終難有為。

考教育一語，原名Education，有引出某物之意，果爾則安知真之教育，非即以完全導引此二大機能為正鵠乎？是說也，甚望教育家一研究之。

不佞平時所深訝者，現代之人才錄用法也，試驗之際，僅依記憶力為判斷，能對所問，即合格，否則均落第。不知記憶即長，而未計度其二大能力，則絕不可稱真人才，此亦深冀當局諸公之詳加審察焉。

上述二大能力論，如能詳細研究，不僅於心身鍛鍊上，極有利益，即於日常處世，上亦可得若干之知識，譬如選用店員，僅依記憶力為據者，與注意其二大能力者，所舉成績，必大異；又如能力完全之人不可得，則亦可應用是理，而舉配合之妙，即選判斷力大者與斷行力大者各一，俾各出所長，互相調劑是也。

吾人擇友，若自知有判斷力，而乏斷行力，則務擇斷行力銳者以為友，反之亦可求其反對者，斯可互得其補益。

為子弟擇師亦然，如不注意，而以性質相同之人為師友，則二大能力之偏頗益甚，反足蒙其不利矣。

二大能力完全發達法

據不佞之實驗，發達識的機能之法，莫若靜坐發達動的機能之法，莫若腹式呼吸（詳見後述），故諸君自省而知判斷力乏，則可勉習靜坐；覺斷行力乏，則可勵行腹式呼吸；若悟雙方皆不全，則兼行此二法可也。假如二法須兼習，則應先修腹式呼吸，而後行靜坐。

蓋先行腹式呼吸，以養勇氣膽力，俾起大志宏願，然後依靜坐法增進判斷力，其成效自易而大也。修養順序，既應自是，故今亦先言腹式呼吸之法，而後及靜坐。

一、腹式呼吸法

腹式呼吸，自來相傳者，有數種形式，即㈠息由鼻吸由口呼（釋家）；㈡由口吸由鼻出（道家）；㈢呼吸均由鼻等是，實則均無大異，因出入固有口鼻之殊，而入喉以後，莫不同歸一途。

今不佞所採者，為第三法，因空氣含重要養分如食物，故謂應以口納，吐息為碳養氣，故謂應自煙突狀之鼻出。或者曰，鼻中有毛，能防塵垢侵入，故吸息必以鼻，實則鼻毛本疏，在含能為鼻毛阻隔之大塵埃之處，吾人亦必不行深呼吸。

又有慮口吸冷氣，或致發感冒、喉炎等病者，然欲修「江間式心身鍛鍊法」之人，不宜有此消極的思想，須知不佞自患肺疾以來，乃日行無間，且嚴寒之候，亦每朝飲河中冷水，從未感受風寒，或其他疾病也。

考呼吸入力之方，亦有多種，病人以肩息者，曰鎖骨式；常人以胸息者，曰胸式；釋家以腹吸者，曰腹式；道家用力及踵者，曰踵式；不佞採用腹式，而務求集力於足內腰際。

惟初學者，宜各視其體力漸進，不宜遽求集力於腰足，要之吸息務求細長，自口吸入，復以下腹及腰足之力，漸驅呼息，俾自鼻出。至其時間、姿勢，不佞曾加注意，務使耗時少而練習易，故所採方法，極為簡易，即每朝起床前，仰臥褥上，力伸全體，兩手互叉合掌，安置胸上，而後呼吸，半小時即畢。如是日行無怠，則二三年後，必有良效。

特不佞尤以為未足，更於是時，仰臥，隨吸息集力下腹，以頭及踵支體上挺，若覆弓狀（即僅頭踵支於褥，而體之中部向上挺凸），乃更徐徐吐息，體亦隨復原狀。反覆行五次至十次後又覆臥，隨吸息聚力下腹，而高舉頭足（按：此時背向上，腹著褥，而頭及兩足均向上挺），若似弓狀，更徐隨吐息而復原位，亦反覆行五次至十次。

顧實行此法時，應以元氣殊旺盛，神精極爽快之念，自作暗示，而不忘。此外不論行住坐臥，能常注其氣於氣海丹田，則尤善。至於就寢之時，不必行腹式呼吸，只須穩調呼吸，鎮靜心氣，若靜坐時足矣。

凡實行此法，歷二三年後，不僅臨危遇難，已無恐怖之念，或圖謀事業，能有排難解紛、果敢勇毅、百折不撓、堅忍不拔、牢乎難動、金剛不壞之大膽力，且盛夏不知炎熱，嚴冬不覺冱寒，體量日增，筋骨益健。

白隱禪曰：「真氣常充氣海丹田之內，而心身常得平恒，則世壽雖閱百歲，鬢髮不枯，齒牙不動，眼力轉鮮明，皮膚漸光澤，壽算不可限。」誠非虛言也，不佞今年五十八矣，而面不皺，髮不白，自維不啻十餘齡時耳。

二、靜坐法

吾儕所修靜坐法，殆與釋家之禪定相同。考釋家靜坐有三種：一曰安住靜坐，二曰引證靜坐，三曰辨事靜坐。

安住於法樂者，曰安住靜坐，引發六神通力者（按：六神通，亦稱六通，即天眼通、天耳通、他心通、宿命通、神足通、漏盡通，是也）。曰引證靜坐，辨利樂有情等事，使止饑渴艱難之苦者。曰辨事靜坐。至其靜坐法式，約分二種，曰結跏趺坐（趺坐即佛家盤腿而坐也）；曰半跏趺坐。

結跏者，先坐蒲團之上，兩足前出，繼以右手移右趾置左股之上，以左手移左趾置右股之上，使兩足相互蟠結。故初學者，必感足痛，往往未盡一炷香，兩足已難堪其疼痛。

半跏則否，便於初學，法亦蟠置兩足，而僅襯左足於右股之下，至於坐則務求穩定，兩手必仰而互疊，俾左居上，右在下，拇端相合，緊押臍下（釋家稱右手取行，右手取慧，故以左壓右）。然後持身正直，毋使動搖。大抵半跏未疊手時，體向前屈，及已正體，即無動搖。

至於正體標準，即不使前俯，不令後仰，脊樑挺直，下腹微突，俾鼻與臍對，耳與肩對，則姿勢自正。眼半開，以能見鼻端之角度注視座前，但不得有所滯著，此乃坐禪法則之大較也。

其他初學坐禪，亦有以「觀火箸出水」、「觀隱身柱內」、「觀無手取物」、「視止世間一切聲」等奇突問題，煉其思考者，每有比邱寢饋於斯，歷四五年，乃習《無門關》、《碧巖錄》、《從容錄》等經籍，刻苦黽勉，修業二三十年，始得有所成就。顧處此生存競爭極烈之世，恐無如是閒人，能一志修行，歷數十年耳。

吾儕實行之靜坐，則既至簡單，又易修行。坐式不必結跏半跏，坐椅可，橫臥亦無不可。惟初學所當注意者，不宜直立或在廊下而行也。

十五年前，不佞見尾崎市長，身體虛弱，教以深呼吸法。彼在私邸廊下試行之，不意入忘我狀態（義詳後述），倒仆庭前，不省人事。比醒，乃懲前毖後，不欲復修，時人全歸咎不佞，加以東京元兇等惡名。因既有如是實例，特豫為提及，須知靜坐中成忘我狀態，實屬常事，苟不折不撓，更進修練，自入無我之境，而可體得靈的判斷力焉（忘我屬自己催眠，無我乃禪定狀態，閱後自明）（靈的判斷見下節中）。

【靜坐方法】

靜坐時，可就坐椅中，或仰臥褥上，兩手互叉合掌，置諸下腹，身體宜正而定，但無須聚力，可一如自然。開眼則外界事物，易映於目，每至擾亂心境，故初學以閉目為是。

呼吸平而穩，緩而靜，不可如腹式呼吸之集力於下腹。精神鎮靜，勿作幻想，遇有欲決之問題，即可於此時集注精神，而詳細推考之。如是靜坐，以歷一小時為度。

苟有問題，為一時內所難決，此後靜坐，仍以同一問題，再三推敲，概能豁然大悟，得其正解。

但在多方考慮難以解決之際，每有恍惚迷離陷於催眠狀態而不自覺者，或不知不覺之間，頭搖手動，甚且騦跳飛躍者，此即所謂忘我之狀態，不復有解決問題之能力，故當恍惚迷離之際，不可不努力自覺。

顧修養未足之人，欲令常醒，實至困難。此靜坐之前，所以必行腹式呼吸，以全其動的機能也。

諸君即行靜坐，必十有八九，為睡魔犯，遇有問題，即偶能解決，亦每因忘我狀態中，起種種幻覺錯覺，而生謬誤。必先力行腹式呼吸，俾勇毅元氣克勝睡魔則眠者自易覺而難題亦易解，此後心境益靜定，頭腦益明晰，遂成釋家所謂心如明鏡止水之情況。

夫心如一塵不染之秦鏡，微波不起之淨水，則宇宙間之原理真理，自能映照明悉，而炤察無遺，故不特問題真相，易於探得，即進而求闡宇宙觀、人生觀，亦不難解決焉。

凡得屢入此境者，欲決問題，往往無待靜坐，而能於咄吒之間以直覺判斷之，此即所謂靈的判斷也。

然人之根本有利鈍，亦不敢謂人人易入此妙境。例如不佞，鈍根也，故迄未能達其極點，顧較修行之前，則深感其效果之偉大也。

茲更舉一重要之問題，以供習靜坐者之參考。考釋家稱靜坐而無念無想之狀態，曰禪定。在印度哲學（按：即佛學）更別之為二：一曰無想定，一曰滅盡定。前者僅入忘我，為外道禪；後者入真無我，乃正道禪。惟古來每有不明此別，而陷於所謂野狐禪者。

近時習靜坐，深呼吸之人，亦有漫不加察，視自己催眠之類似禪定，即以入道自負者，實至危險。不佞十數年來，以氣合法治癒之精神病者（即神經錯亂之癡癲）內，因行一切不知（即忘我）之靜坐或自己催眠，而罹此病者不少（凡人入忘我狀態，每生幻覺錯覺。幻覺錯覺之甚者，恒能引起精神病。觀本書卷末所述，當可了然）。

故知是等方法之宜慎，然亦非謂此等方法，必有損無益，因其對於輕度之神經衰弱及普通病症，亦有治之之效，不過欲養成正確判斷力，則非是法所能耳。如此入忘我及自己催眠者，即無想定外道禪；若能自忘我或自己催眠醒覺，而入真無我，乃成滅盡定。特欲闡明此二定之別，必更究靈魂之解析。靈魂解析，另詳於後，展閱至是，自易明瞭。

總之修行而達無想定，則第六識之作用已息，而污染之第七識尚存（按：釋家分人靈魂為九識，就中第六識曰意識，亦稱現在意識；第七識曰摩那識，亦稱潛在意識。前者為精神活動之源，後者乃妄念幻想之府，均詳後述）。達滅盡定，則自第六識以至煩惱我明之第七識，均經滅盡，故其性質，極為清淨，此點最關緊要，入後當再詳述，今特重申前言，「凡不辨此別，貿然靜坐，殊屬危險」，以為警告。

三、無病長壽法

凡兼行增進判斷力之靜坐法，與剛強斷行力之腹式呼吸法者，通稱深呼吸。修行深呼吸，即無病長壽之法也。

至於深呼吸法，何以有康健長壽之效，茲可毋庸喋喋，因其流行於近時者，若藤田式、岡田式等，均已膾炙人口也。若欲知其生理的功德，可取二木博士之腹式呼吸法一讀（見本書附錄）。博士之論，固至詳審精邃也。

深呼吸法，如能篤志力行，則不眠、神經衰弱等症，以及一般疾病，概能自癒，而肉體亦必日健。夫人既康健無病，得保長壽，固意中事也。

曩有軍醫岩井氏，主張人壽百歲，不幸此公未及六秩而作古，惟當其逝世之前年，曾新娶少艾，促壽之因，或即在是耳。

餘如大隈侯爵主張一百二十五歲說，松下博士主張二百歲說，中華之道家彭祖主張三百六十歲說，要非徒憑空想，正吾儕大可研究之問題也，請言其證，試觀史冊所載歷代天皇壽逾百歲者頗多，若神武天皇一百二十七歲，孝昭天皇一百十四歲，孝安天皇一百二十七歲，孝靈天皇一百二十八歲，孝元天皇一百十六歲，開化天皇一百十五歲，崇神天皇一百十九歲，垂仁天皇一百三十九歲，景行天皇一百四十三歲，等。其著例也。

人民之中，則武內宿禰三百歲，志賀瑞禰一百六十歲，長田德本一百十八歲，其他湮沒無傳之長壽者，亦必不少。相傳天保十五年間，有三河國居民名萬平者，時年正二百四十三歲，其妻正二百二十二歲，子一百九十三歲，媳一百九十二歲，孫一百五十一歲，孫媳一百三十八歲。

考其合門長壽之故，則以彼等每月必有十日灸其三里經穴名在膝蓋下之凹處耳。蓋灸腳則力自聚膝下，聚力腰下，正與深呼吸同功。其能長壽，固不佞所深信者也。

此外各國長壽實例，亦不遑枚舉，擇其尤者言，則中華之洪寶公一百八十歲，趙逸二百歲，李元爽一百三十六歲，顧恩遠一百十二歲，浩元始一百十六歲，事見《五雜俎》。（按：吾國史載壽逾百歲者本不少，特無列舉之必要，故不另錄補矣）。

歐美之道耳敦、比得、察耳丁以撒克等各一百八十歲，亞伯拉罕一百七十五歲，湯姆司藤納一百五十四歲，雅各勃一百四十七歲，貼痾蒙特伯爵夫人一百四十五歲，馬告列脫白登一百三十七歲，奧馬求司亞才紐司痲賽士等各一百二十歲，列蒙塞利脫一百〇九歲，約姆司一百〇四歲，聖約姆司一百歲，醫聖希波革拉第壽至一百〇七歲等，均散見於典。

他如英人湯姆司白罕於一百五十二歲娶續弦，據其妻言，彼尚頑健。俄有史克里士孟特其人者，素業農，高年尚矍鑠，而續有所貢獻於政治技術及一切事業。奧國小說家法爾脫氏年一百〇一歲，猶孜孜於著述，南美巴西國老外交官般白散納氏，已達一百〇二歲，加拿大政治家地偉特華克壽踰百歲，而供職於英政府者六十有三年，是尤難能而可貴矣。

考人之早世，皆為疾病，言其致病，實多自召，故吾人欲保長壽，不可不注意身體之健康。

世有因極忽衛生而早逝者，實可稱為間接之自殺，例如嗜飲酒者，每中酒毒，而罹中風、癡癲、胃潰瘍及心臟腦脊髓之病；好吸煙者，每中尼古丁（煙中所含毒質名）毒，損傷腦髓，起喘息、氣管支病、消化不良等症。好冶遊者，每染梅毒，已既罹病，又恒遺餘毒於妻子後裔，是則除間接自殺外，並不啻犯他殺之罪惡矣。

世間有謂人壽五十年，或稱人生七十古來稀，而檢閱死亡統計表，亦以五六十歲之壽為滿足者，實則此僅不知「江間式心身鍛鍊法」之輩或然耳。

自來行消極的精神修養者，偶罹大病，恒元氣沮喪，而自以為死之將至，實則如能振足精神，尚可保其壽命者，亦必不少。故吾儕之修養，必重積極的俾元氣橫溢，瀕死不衰。無此意氣，終難望長壽也。

凡欲長壽，尤不可不持大野心，因意志能強盛，則精神自振足，精神即振足，則抗病之力增，自能驅除病魔，得保長壽也。

曷觀乎大隈侯爵，曩在八十左右，大病，醫皆束手，而侯仍安定，堅執乃公可壽至一百二十五歲之信念，卒能借精神意氣之力，速驅病魔，近則康健且倍勝疇昔矣。

是故吾人無論壽至若干，此旺盛元氣乃必不可少，世人至五六十歲，便事隱居，實則隱居絕非有益，人既隱居，精神立弛，抗病力減，必致減其壽命，故不佞既由此「江間式心身鍛鍊法」悟道解脫，即抱非逾百歲，斷不退隱，即罹大病，必不致死之決心。

人之生也，無所苦而來，於其死也，亦無所苦而逝，此自然之理也。若少壯而歿，無異燈油未盡，火為風滅，變出意外，良可痛惜。至老耄而逝，則猶燈油既涸，火光自消，悉本自然，初無所苦，又如樹木，幼者質韌難折，老則枯朽易摧。

吾人老衰，亦必安樂往生，其理正同，故不佞因求極樂往生於阿彌陀佛（佛號也，梵語，譯言無量佛。其所居之國，曰極樂世界，學佛者咸欲往生焉）。而信盡己之力，以保長壽，能使如燈光之至油盡而滅、樹木之至枯朽而折為最上之往生。若少壯夭折，則難得安樂往生矣。

江間式心身鍛鍊法之副產物

凡篤志修行「江間式心身鍛鍊法」歷二三年者，除可得上述諸功外，當猶有數果焉，列舉如後。

㈠身成金剛不壞，與鐵石均等，斬之無痛，赴湯蹈火而不熱不傷，即俗所謂不死身是。

㈡可出非常金剛力，載米五石於腹，亦不感重。

㈢體得（猶言體會而得）活殺自在之氣合術且能應用此法，解析人之靈魂，變易有惡癖者之性，治療癲癇、狐憑，及現代醫術難治之病。

㈣能悟道，得解脫，上根之人，並能實現釋家所謂六神通力。

凡氣合、悟道、六神通力等形而上之問題，欲解釋之如科學家之論事物，實有所未能，茲特力避空理空論，以確實易明者略述之。

近世學者，每以研究形而上學為不可能而無所用，實則自有真理，絕不能斷為無研究之道焉。考古來之形而上學，多以比喻為解說。

法人魯洛亞氏，嘗言曰：「吾人勿以比喻多於論證為異，比喻極宜用諸形而上學，俾斯學目的，為文言難顯者，得藉以活躍，並使依精神之力，悟超論理的（超乎論理也）事理焉。」

倍格遜氏之有名著述，一切均出以比喻，幾無插入論證之餘地。彼謂以比喻代論證，則佶屈聱牙，枯索無味之哲學議論，得放光彩，現生氣矣。

然大儒亞里斯多德，則謂「哲學上之言論，大忌用比喻，比喻者，生謬見之母，使人幻想瞀亂之魔術也。」不佞亦深崇此說，故特摒去比喻，根據宗教哲學與研究經驗，解釋此題，以資參考。

靈魂之解析

歐西哲學，嘗分吾人心的狀態為智、情、意三種。日本神學家，則認奇魂（智）、幸魂（情）、和魂（意）之外，尚有神直毘魂焉。奇魂、幸魂，常不絕活動，變幻無定，和魂（即意識）則善於調和之。又和魂猶政府之總理大臣，而神直毘魂，則為元首，乃神聖不可侵犯，有靈妙不可思議之威神力者也。

印度哲學分靈魂（即心的狀態）為九識，以眼、耳、鼻、舌、身之五官能，為前五識；第六識，曰意識，亦作現在意識，直接聽五官之訴，察自己利害而活動者是也；第七識，曰摩那識，乃與第六識共認自我（即小我或作雙對我）者，常以自己為本位，而起種種慾望，色色念想，亦稱潛在意識，即釋家狀以「心猿飛移，五慾之枝，意馬馳走，六塵之境」等語之無明之識，蓋煩惱妄想之府也。

此識與五官間接，一切均隨現在意識，當現在意識因神經衰弱等失其正確作用時，恒起幻覺錯覺，而顯種種神經瞀亂之狀態；又在現在意識已眠時，亦常生各種妄想，即吾人時遇之夢境是也（但世人有見夢境能與過去、現在、未來之事悉合而正確者，是謂正夢。僅第六、第七二識均已熟睡時，由第九識見之耳）。

凡人入無想定或自己催眠而見神佛者，或見幽靈猶鬼也而受其纏繞者，要皆出自第七識之作用，惟見幽靈多在現在意識已眠時；假如未眠，則必罹神經衰弱重症者始見之。因幽靈原無本體，故非神經健全之人所能見也

（按：見幽靈乃第七識之幻覺，實生乎己心，非來自外界，故曰無本體。第七識之幻覺，惟忘我狀態中或神經衰弱時有之，故幽靈多見於現在意識已眠，或神經衰弱極甚時）。

至於幻覺錯覺，亦有可以證明者，如人受催眠術時，施術者若暗示之曰：「觀音臨」，則必拜；「大蛇至」，則必驚；「火災起」，則必恐，凡此皆出自無意。蓋催眠術能使被術者眠其現在意識，一若失杖盲人，故易受欺誑而不自知。

入無想定或自己催眠者之起種種幻覺錯覺，殆與此類，故臨濟大師，曾設喻以戒之曰：「逢佛殺佛，逢親殺親。」言此時所見非真佛真親，乃幻覺錯覺，故應努力斬卻。

第八識曰阿羅耶識

為根本生命識，故此識離身則死。又釋家謂此識為善業惡業相續之本體，人於今生作業時，必持續之而為生死輪迴之因果焉。

第九識曰庵摩羅識

即日本神道家所謂神直毘魂也（按：即真性）。其性質仁慈博愛四智圓滿，不復認人我之別，《盤若心經》所謂不生不滅，不垢不淨，不增不減，正狀此靈魂之況也。

以上列述靈魂之區別，並非不佞所發明，乃本三千年前大乘佛教之垂示。然有人焉，苟強吾自陳其心得，則敢答曰：不佞已能依體得之氣合術，將人之九識，一一奪出，或還人，並得試驗各識之動作，且由是結果，確認印度哲學之九識論，乃悉本真理者也。

靈魂之解剖組織，不佞曾屢經實驗，特舉一二，以資考證。大正三年（即四年前）九月二十九日，應友人豐川加藤茂木諸氏之請，在兩國深川亭樓上，解剖藝妓萬吉之靈魂，是時先自其九識之中，奪去第一識，則雖開眼不見物，與盲者同。奪第二識，則與聾者若，雖大聲呼之亦不答。奪第三識，則失嗅覺。奪第四識，則啞。奪第五識，則失觸覺，針刺其體，而不覺痛癢。奪第六識，則失自動的活動精神，非強之談不語。又試使第七識語，則妄念妄想，悉吐無餘，及奪第七識，不復言妄事，而立成神格之人。此奪卻第六、七識之狀態，即所謂滅盡定（正道禪）也。

迨奪第八識，立即倒臥，不省人事，至是還以已奪之識，遂立復原狀，而當入不省人事狀態時，施以入念（即暗示預期之念）之氣合，則醒後一切妄念妄想及疾病，皆盡去無遺。

是故精神病、狐憑病等，皆可借此療治。而曾受試驗之人，又必非常暢快，《盤若心經》曰：「照見五蘊皆空，渡一切苦厄。」又曰：「能除一切苦。」即此之謂也。

若留第八識而呼出第九識，可成神格之人，而能發揮種種靈妙不可思議之法力。不佞於此，亦曾實驗，即明治四十五年（民國元年）一月七日，與友舉新年宴會放京橋區木挽町七丁目之田川院，列席者有前警視總監安樂氏，今東京電氣局長井上氏，暨舊友利光森久保等十餘人。因幹事川田氏適時未到，照料一切，殊感不便，乃至電話於其家促之，得復謂已離家外出，反覆敦促，終以是對。諸友均議其不當，已而雜談之餘，安樂君建議使餘實驗其法力，諸友立皆贊同。

不佞驟遇此事，頗不自安，自思平素既侈談法力，今亦無可規避，顧如不幸而無驗，則多年說法，豈不廢於一旦，卒乃得一兩可之策，謂諸友曰：「可，但諸君之中，必舉一任供實驗者，如皆規避無願任，則亦不能強。」乃言未畢，即有來余前者曰：「妾願任。」視之則該院女使阿金也。

事既至此，已無可逃，遂以氣合術驟奪其第六七兩識，問之曰：「君何人？」彼竟改其姿勢，舉右手出頭上，垂左手於腰下，現天上天下唯我獨尊之概，立而答曰：「吾釋迦牟尼如來也。」由是更進而實驗其法力，覓得文具小箱，由井上君暗盛名片一枚於箱，覆蓋攜出，置距女三尺之處，令彼由蓋透視，察名片為誰，而此名片，女固未審，即余亦不知，乃彼竟能讀其姓氏，且下角用六號鉛字印刷之住址，亦明讀無誤，如是反覆驗之，凡六七次，竟無一訛。

復令探適時不到之川田氏究何往，彼始則若有所覓，已而自語曷先赴其家探之，遂現步行狀，無何大聲曰：「川田已寢，其妻方坐枕邊。」諸友聞言，僉謂可速驗之，乃由井上君親致電話於川田家探詢，答言仍稱未歸，以是合座哄然，群相揶揄。

余終不動，仍續考其狀態有無謬誤，時有利光君深疑其詐，更致電話求與女主對話。女主所答，與前無異。利光攙言曰：「否，君誑耳，目下川田君非寢內室乎？君對於利光尚作偽言耶。」彼始陳述因驟患眩暈，故暫休養，誠已就寢云云，至是眾始恍然。

禪宗（佛教之一派也）稱脫卻六七兩識之狀態，曰本來面目，又謂宜大死一番者，亦示人宜解脫組織自我之第六七識也。凡習自己催眠及無想定之輩，不能得此果，但如篤志修行「江間式心身鍛鍊法」歷二三年，則自可得。蓋篤行江間式靜坐，至無念無想之極，盡脫六七兩識，而起第九識之作用時，一切法力，概可任意得之也。

此第六七識已脫之狀態，即心身脫落，禪定之狀態也，亦即《般若心經》所謂「五蘊皆空」。蓋已離色界而入空界也。

「色即是空」，則方入此態剎那間之感想也，既入此境，乃無眼界（目之所見為眼界）。無意識界（心之所之為意識界）。無無明之魂（第七識為無明之魂）。亦無老死之想。故別無所得，無有恐怖，遠離顛倒夢想，而心亦絕無罣礙矣。

成此狀態者，即謂行深般若。屢入此境，則得悟道，得解脫，實摩訶（廣大之意）不可思議之修業也。

《般若心經》曰：「以般若波羅蜜多故，得阿耨多羅三藐三菩提（梵語，譯言無上正等正覺，即我之真性也）。故知般若波羅蜜多，是大神咒，是大明咒，是無上咒，是無等等咒，能除一切苦，真實不虛。」即此境遇之謂也。

《圓覺經》曰：「神通光明藏三昧。」（三昧梵語，譯言正受，亦云正見，或作正定，解如字。）《華嚴經》曰：「毘盧遮那藏三昧。」《法華經》曰：「無量義所三昧。」《大般若經》曰：「等持王三昧。」《涅槃經》曰：「法性三昧。」《大乘起信論》曰：「大智慧光明遍照法界。」洞山大師曰：「寶鏡三昧。」真喝禪師曰：「自受用三昧。」初祖達摩大師曰：「凝住壁觀，無自無他，凡聖等一。」二祖大師曰：「了了常智。」三祖大師曰：「虛明自照，不勞心力。」臨濟大師曰：「人境俱奪。」是亦莫不指此境言。

他如大智禪師「空王那畔絕智音，消息分明無處尋。黃閣簾垂人不侍，紫羅帳外月沉沉」之詩，乃吟是心境。而禪宗所謂「教外別傳，不立文字，直指人心，見性成佛」，則釋此修行，尤為簡明。

精神修養之本義

精神修養云者，以普通意義言，若有克己，而抑自我情慾之意，即以為自我本我，常繼續相鬥者。近世以哲學大家稱之奧根等，亦持此論。

實則不然，精神修養，在使「以自己為本位，而常逞妄念妄想」之自我（即第六七識）脫卻盡淨，而住於本我。申言之，精神修養，所以使自我與本我之互易者也。

往時釋家，亦有抱與奧根等相同之見解者，例如神秀上座之題偈曰：「身是菩提樹，心如明鏡台，時時勤拂拭，莫使有塵埃。」取義雖美，固未能了澈修養之本義。時有惠能大師，特和一偈，以喝破之曰：「菩提本非樹，明鏡亦非台，本來無一物，何假拂塵埃。」（按：是事詳傳燈錄）是則真能得佛教之神髓矣。

夫吾人之本來面目，原無可戰之自我，無可拭之妄念妄想，亦無可拂之塵埃，正所謂本來無一物者也。

自古宗教家暨修行者，有因求得解脫，入悟道，獲六神通力，而修種種難行苦行者，實則即修難行苦行，而不講脫卻自我（第六七識）之道，則終不能有所獲。苟能脫卻自我，則又無苦行之必要。

不佞前年登比睿山，在根本中堂，遇方丈錦慈俊，曾詢：「此山昔多修行得道之高僧，今何不復有？」對曰：「難言也，此山本有修巡山苦行三年之規，曰千日業，顧貧僧曾修二次，歷二千日而仍無所得。」余聞言，笑謂之曰：「信如尊言。」則奔波山間僻地之郵吏，亦可謂善修苦行矣。

凡人不講脫卻自我之方法，則法力也，無上正覺也，均無由而體得者也，是故習「江間式心身鍛鍊法者」，決無修難行苦行之必要（釋尊即釋迦於《因果經》中，亦嘗言曰：「修於苦行，垂滿六年，不得解脫。」故知其非通，由是可知苦行之無為）。

諸君聞我之說，欲以自力修行「江間式心身鍛鍊法」，至得解脫，入悟道，獲法力，必歷相當之歲月，自無待言。若欲憑藉他力，可假不佞氣合法之力，脫卻第六七識，則尤為便捷，即由不佞緊壓丹田，大聲一喝，能使有「一超直入如來地」之概焉，至依自力修行者。不佞至今費二十年之星霜，方能體得法力之一部。

又相傳大聖釋尊，前後費十二年。而基督則更修苦行云，茲更以基督已滅第六識，而第七識與本我奮鬥時之狀況，為諸君告。據《福音》書言，基督嘗從神之指揮（即我所謂幻覺），求與惡魔戰，往寂寞曠野四十晝夜，不食，大饑（言靜坐而與妄念妄想戰也）。

惡魔乘之，思有以惑基督，語之曰：「聞汝以上帝之子自任，果然，則此石不得充麵包以解汝饑乎？」

基督曰：「聖教諭吾，人非僅借麵包以生，乃從上帝命令而生。」

於是惡魔攝彼往伊爾塞倫宮殿之絕頂，告曰：「汝既自以為上帝之子，以聖教之所教答余，然則曷由此飛降，俾上帝遣天使支汝於途，使汝足不觸石乎？」

對曰：「然但聖教亦嘗諭吾，人不可試上帝。」

惡魔復攝之至高山之絕頂，驟示世界之榮華曰：「汝若匍匐拜余，則是等榮華，悉以賚汝。」

基督答曰：「汝休矣，聖教不嘗教吾人僅可拜上帝乎。」

惡魔卒遠逝。此中云云，若依釋理言，實即無想定，迨更脫卻第七識，惡魔乃無由而至，基督既入無想定，卒能以本我戰勝惡魔，此其所以成大聖也。凡習近時流行之自己催眠及忘我者，如能勉進一步，以達此境，豈不善哉。

氣合術之原理性質及效用

普通所謂「氣合」，有吞敵之氣、以實突虛等義。例如伊藤一刀齋能以意氣仆人，曰夢相劍。宮本武藏學之，以惱佐佐木岩柳，柳生宗冬以白紙當利刃，而刃不能進。賤嶽之戰，柴田軍之猛將佐久間，單騎踹秀吉陣，遇秀吉，方舉棍欲擊，特被大聲一喝，而五體麻痹；柳生又十郎應大久保之請，使松上之雀，自墜於地，等皆是（按：此皆日本故事，我人固毋庸推求其事之出處及始終）。

然不佞以為「氣合」之體用，非若是之幼稚。曷觀乎釋尊之使皇后韋提希得見彌陀淨土；基督之化水為釀；弘法大師之在嵯峨天皇前，頂顯五佛寶冠，放五色光明於宮中，考其究竟，亦無一非氣合法之應用也，是故不佞所謂氣合術，奪卻他人靈魂之一部或全部，或使失自由，或使喪精神，或使起幻覺錯覺，或奪迷想、除疾病之術之謂也。

昔者蘇東坡欲挫荊南玉泉承酷禪師之機鋒，微服求見。問姓氏，則曰吾衡天下長老之輕重，故名秤。禪師突然震威大聲一喝，竟使東坡默然無言。又楠正成方湊川之戰，與廣岩寺明極和尚問對，和尚因其不解「兩頭截斷，一劍倚天寒」之意，震威一喝，始得心身脫落，排闥生死之關。

凡此皆氣合術也。然氣合術，非只宗教家、劍客等所能得，政客軍人，亦有善此道者，茲可舉一二古事以為證。

戰國時，趙王與秦王會澠池，藺相如從之，秦王飲酒酣，強趙王奏瑟，趙王不得已從。秦御史前書曰，某月某日，秦王與趙王會飲，令趙王鼓瑟。相如見受奇辱，大憤，前曰：趙王竊聞秦王善為秦聲，請奉盆缻秦王，以相娛樂。秦王怒，不許。

於是相如前進缻，因跪請秦王。秦王不應，相如曰：「五步之內，相如請得以頸血濺大王矣。」左右欲刃相如，相如張目叱之，左右皆靡（此氣合之力也）。

秦王卒為擊缻。已而秦之群臣曰：「請以趙十五城為秦王壽。」相如亦大聲曰：「請以秦之咸陽為趙王壽。」秦王竟酒終不能加勝於趙（按：藺相如奉和氏璧入秦時，在秦庭持璧卻立倚柱，怒髮衝冠。秦王為之奪氣，其作用亦猶是耳）。

美伐墨，勇將麥克倫有奇勳。戰既定，麥任測量太平洋沿岸形勢之務，一日僅率一卒一僕，出汎哥佛本營，望哥倫比亞河南下。途遇土尊之使，謂因事請面議。將軍即單騎往，至則酋長正集數十人議，無不面目猙獰，奇態可畏。見將軍至，導之入，設坐於右，宣言曰：「前有土人二，犯竊盜，被白人捕而處死，今當以汝命抵。」

將軍遇此意外，知亦無可乞憐，顧堂堂大將，豈甘束手待斃，乃瞿然起，一躍前，左手扼尊長頸，右手探手槍擬其頭，大喝曰：「速撤汝宣告，否則殺汝。」尊長大震，顏色如土，立應諾，且期期謂眾曰：「勿害將軍，已保予命。」將軍得無恙返。

是二者，即謂其能應用氣合之術，亦無不可也。其他歷史上之事實，宗教上之奇蹟，之類乎此者，要不外能應用氣合之術耳。

茲更略言不佞依「江間式心身鍛鍊法」而體得幾許法力之逕路，以供諸君之參考。

不佞自始行此法，約歷十五寒暑，至明治三十五年，因政治關係，身入縲絏，被禁於靜岡監獄者，凡六月。當是時也，在鐵窗之下，力修靜坐，統一精神，以斷此事結果，遂能脫卻釋家所謂六七兩識，而預知終必無罪釋放。且靜岡離東京雖遠，家中（其家在東京）狀況，咸能透視明悉焉。

此後乃據神道哲學（道學）、印度哲學（佛學）暨歐美心理學家之學說，而實地研究心神（靈魂）之狀態。於其始也，頗感困難，良以實驗材料無由而得耳。至近十數年間，因能治療疾病，每朝臨診于白山之別墅，日有多數病人，來求醫治，適當材料，乃能豐富。而釋家九識論之真理，亦於是確認，復就心神狀態，分析之，解剖之，詳審其組織，遂獲瞭解此氣合術之原理效力及治療痼疾之奇能矣。

察從來所實驗，凡精劍術柔術之勇士，欲使卒倒，固至易易，且經余一喝，並可現神姿佛像或幽靈怨靈，即欲不佞變釋尊基督之姿，亦無大難（按：此非真能變神佛鬼怪，原不過借一喝之力，奪人靈魂，使起幻覺，而視之若神佛鬼怪，故一切形態，皆不難變）。

在治精神病、狐憑病或崇病時，恒有實行此法而舉良效者，是故不佞之氣合，猶禪家之一喝，有若先輩所謂「金剛寶劍最威雄，一喝能摧萬仞峰。邊界乾坤皆失色，須彌倒卓半空中」之法力。

又世之患脊髓癆者，大抵本怨靈之纏繞，故一經探悉，即自變怨靈，設法慰其第七識，使得寧貼，則病根自去，就痊自速，是與觀世音之變三十三形而濟度眾生，正相同也。

不佞非若愚夫愚婦之迷信幽靈者，特以前所論，既頻言幽靈，深恐諸君或因而誤會，爰再就幽靈之本體說明之。

幽靈也，怨靈也，非有正體于人世者。據不佞之實驗，敢保證其無訛，故膽小之人，均可無慮；而修行「江間式心身鍛鍊法」者，亦必絕無見幽靈之足虞。

然幽靈之現象，在事實上，亦非無人能見，彼患神經衰弱及精神病之人，確有見其顯現者，是因其煩惱妄想之魂，（第七識），有時生一種幻覺錯覺，遂覺若有幽靈出現耳。是故神經衰弱之人，雖有時可見，而神經健全之人，則絕不能睹。今特更舉二三實例，以為考證。

【例一】

有患脊髓癆者，姑隱其名，十四年前，因有外好，日夜離家，流連忘返。某晚，其妻背負三齡之子，腹懷七月之妊，出而偵覓，矚得夫在外好家，且正相狎，恚甚而歸，中途投池死。

由是其夫每睡，必覺胸際苦悶，不能合眼，多方醫治，終不效，致全身癱瘓，不能直立，便漏，目翳，日起劇烈痙攣，狀至可慘。是人也，自知非醫藥之力所能療，乃求治於余。余立往，詳詢一切，彼絕不提有無鬼祟，與其妻經歷，迨施氣合法，奪卻第六識，呼第七識詢之，始述自妻死之夜始，每睡必覺其親子三人，來押胸際。

余遂變其妻察之，彼果驚惶失措，頻頻謝罪，並自白曰：「曩因一時之迷，惑於某女，今已後悔無及矣，自賢妻捨生之夜，至於今日，十四年間，未嘗一日熟睡，以致全身癱瘓，目光蒙瞍，曾迎後妻，亦發狂投井歿，吾家其為妖巢鬼窟矣，今汝子尚未婚，余妹亦未嫁，余之受苦，誠自作之，豈並無餘情及子若妹乎？」言訖合掌哀號。

余深憫之，乃作其亡妻語氣慰之曰：「夫子，此君之神經自祟耳，妾在世固慳且妒，顧死後因求成佛，此等存心已絕無。曩在冥途，常為一家及子孫求幸福，何嘗有害及親生之子，無辜之妹之念，是皆君之神經自祟耳。」曰：「否，汝誑矣。自昨夜就寢，至今晨八時，汝不尚扼余喉乎？」

余更切實慰之曰：「妾決不做若是事，苟是事果實，必何處惡魔所為，妾當為君驅之。」然後依例念退散怨敵之九字，畢。（若何九字，原書未詳，據後節所述，則江間氏自稱杜撰。）彼即能直立，入夜亦得安睡，而痙攣等患，皆盡除矣。

觀上例，可知世人所覺之幽靈怨靈，實皆生乎其己之神經。假令果有幽靈存在，則不佞豈能以杜撰之九字，使之立逝而滅跡，至如下例所言，則尤足證明幽靈怨靈之現象，係存於客觀的，而為主觀的事實的所無也。

【例二】

某婦產後，罹血腳氣，不良於行，醫藥無效，後乃信佛，至某處法華寺，禱於鬼子母神（本名訶利帝母神，微時好食人子之血肉，一日佛匿其子，悲甚，因而大悟，懺悔得道），竟獲痊癒。婦喜不自勝，遂成「宗教狂」。

其意以為非誦南無妙法蓮華經，無以申謝忱，故雖已痊癒，仍居寺內，口唱經號，時躍時踴。其夫使歸，不應。夫怒，強載之返，由是不欲治事，並愛子之顏亦厭見，時雖盛夏，亦密閉牖戶，誦經拜舞於佛壇前（日人家中多有佛壇）。家人恐其病也，迎醫為之診，則力拒，且漫罵曰：「何物醫生，非不能治余血腳氣者乎，既無用，曷歸休。」醫者咸引退。

顧是婦至夜，訴不眠。其夫勸曰：「夜不眠，可請江間先生施氣合。」

亦不允，並自謂今惟復往寺中求佛，方可治，否則醫師氣合，均無用。夫問：「然則宜往寺若干日。」曰：「難言也，必仰佛裁定之。」

後其夫來商諸余，余為之籌得一策，令偽言送之入寺，而實引之至鄰近余居之寺中，余則先往借袈裟法衣，結束竟，在佛堂待，及婦入，震威一喝，呼曰：「鬼子母神在是。」

婦即拜跪，自陳感戴之意，及其夫遣歸之不當，反覆申言不已。余大聲叱曰：「汝何愚，既癒尚安用我，聞汝歸而不治事，愛兒泣而不顧，何也？」婦現詫色，續陳：「妾如失禮，菩薩不將乘其寐而扼喉乎？」余更呼曰：「鈍女子，我盡治世界之病人，安有餘暇，計汝失禮，而時至汝處施罰。」

彼仍懷疑，謂：「今晨未明以前，菩薩非尚臨我家乎？」曰：「我未往，豈尚有何神至汝家，試觀我貌曾見否？」

婦舉首視迄，曰：「菩薩之容，若寺中所懸者，威嚴大可畏，與尊容異。」乃更詰曰：「然則我非鬼子母神乎？」曰：「否。」曰：「然則我之外尚有鬼子母神乎？」曰：「否。」

曰：「今已明乎，前此所見，乃起自汝之想念耳，今當為汝禱南無妙法蓮華經，今晚始，不復有神至汝家，汝亦可得熟睡矣。其速歸，慎理家事，育愛兒，否則必復病，汝其志之。」復施一喝訖。

婦即向其夫曰：「異哉，曩事盡出儂之神經耳。自今始，當歸家治事育兒矣。」余聞言笑。婦亦向余詢姓氏，余始一一答之，並謂嫂曩患者為精神病，今施氣合癒之矣。婦亦自稱往者誠若中狂，即何以來此，亦絕不自知云云。歸後夜即安眠，病亦不復發。

觀此實例，縱怨靈果自外來，而鬼子母神，亦必不成魔鬼，神而化鬼，固人人所不信，是婦殆見其畫像猙獰，有類魔鬼，遂積想成幻耳。此說也，更有一例可證之。

吾鄉有雜貨商近藤房吉者，亦患脊髓病，行動殊不便。七八年前，求救於余，自述十三四年來，未嘗得安眠。詢何原因，所答雖無可注意處，而不佞已斷為必另有特別之原因。

依氣合法，奪卻第六識，呼第七識對詢，彼始列述「十四年前，廢佛教而入耶教，信心甚深，以拜偶像為大謬，一日毀佛壇，付諸一炬，入夜就寢，即有釋尊暨先祖等來魘餘胸，自是十四年間無寧夕。」是病之起自神經既明。余即偽變釋尊，多方解釋，安慰其第七識，以是多年宿痾，立獲全治。諸君試思，釋尊亦將成怨靈以使人苦乎，是固人人所不信，而無待贅言者也。

要之幽靈也、怨靈也，非有實物實體者，人之見此，悉本神經作用，即不過由造煩惱妄想之第七識所起之幻覺錯覺耳。或曰，信如君言，世間既無幽靈怨靈，則凡人皆可任為殘忍非理之事，尚安有所驚惕耶？曰否，凡欲求無病長壽者，斷不可做殘酷殘忍非禮無道之事，因人既做無道事，易受幻覺錯覺，或痼疾等業報，而致減壽損命也。

至如不佞，國人雖有指為暴烈者，不知對於政治上之反對派，因公力爭，實出無奈，而於個人私業，未嘗有猛酷舉動，我敢自斷。且我自入世以來，從未戕殺生物，虐待禽獸，即所豢犬馬，死後亦必厚葬也。

幻覺錯覺之起因

由前所述，凡做殘酷殘忍非理無道之業，足以引起幽靈之幻覺，固也；然則不為殘酷無道之事，幻覺錯覺，即可不起歟?是亦不然。

人之羅神經衰弱症者，受催眠術者，或修自己催眠及外道禪，而入無想定者，亦恒起幻覺錯覺之現象，是故由起幻覺之點言，則作孽與否，初無不同，但其幻覺之結果，則二者自有別，因不為惡孽之人，即生幻覺錯覺亦鮮令人感苦痛者，例如見神佛，見先祖，見亡親等是，又外道禪有所謂照見三世諸佛等，其理正同。

凡靜坐而起幻覺錯覺，為第七識未能脫卻之證，此種靜坐，無增進判斷力之效，反有惹起顛倒夢想之虞，不可不慎焉。

凡僅奪第六識，尚存第七識者，乃臨濟四料簡所謂「奪境不奪人」，禪之初步也。

臨濟大師嘗曰：「逢佛殺佛，逢祖殺祖，逢親殺親。」即言靜坐之中，不應有佛、親等幻覺，故當更進一步，捨卻造幻覺錯覺之第七識，以入「人境俱奪」，（亦臨濟言）之境也。

江間式心身鍛鍊法之副功效，固至廣大，但釋家之六神通力中，亦有吾儕所不能實驗者一，神足通是也。據釋家言，吾人肉體，得飛翔空中，行走水上。而由不佞之實驗，靈魂雖能與肉體分離，飛往空中，穿入地底，肉體則無如是能力。

顧不佞弟子中，亦有藉修煉之功，而擅飛躍速行等術者，故知神足通，當非虛傳，特吾儕程度未至耳。雖然，火車、輪船、飛行機等，發達如今日，吾人正不必集注精神，以研究此道矣。

氣合之治病力

世人常謂氣合法治病之力，與催眠術若，僅適於神經性之疾病。據不佞多年之實驗，則知其不然，凡膽石、黃疸、痔疾、淋病、脫肛、睾丸焮衝浮腫、火傷等症，皆可借此療治；若打撲傷、中耳炎、外耳炎等，亦可立治；惟脊髓癆及中風之半身不遂者，雖可醫而效略緩，甚者每須施術至六七十次之多；其餘一切病症，除應施外科手術者外，皆可醫療。

此言絕非虛構，顧一一舉例詳述，則不知者且視若賣藥商人之作誇大說明矣，爰略。

江間式心身鍛鍊法與青年病

近世青年，患神經衰弱者頗多，因此抱厭世觀而企自殺者亦至夥。考其原因，固至不一。不佞鑒於連年以氣合療法，使是等青年心機轉變之實例，敢斷其多由教育制複雜之所致，因十有八九，係於中學卒業後，求考入高級學校時，罹此惡疾也。但在中學時代，苟能修行「江間式心身鍛鍊法」，則絕無陷於神經衰弱，或抱厭世觀念之足慮。

曩有某部次長之甥，肄業帝國大學，因畢業期近，日夜勤學，致患不眠，繼成神經衰弱重症，遂一變其高遠之志，而萌厭世之念，曾擬遺書，思自刎雖未遂，而自戕之心不稍殺。

是人幼失怙，其母青年寡居，撫此一子，備歷艱苦，始漸有望，今遭此變，悲痛曷已。

一日，其母親送之來，求余施治。余深為憫憐，盡力施術，一來復後，心機頓變，復歸本態。在始二三日內，無論若何解喻，彼終堅謂「我決不欲再生於此世。」

至第四日，以氣合法使無念無想，乃呼出其造煩惱妄想之第七識，朗誦孝經「身體膚髮，受之父母，不敢毀傷，孝之始也，立身行道，揚名於後世，孝之終也。」

章使聽之，繼復大喝一聲，曰：「汝對汝親豈絕無孝思乎，鳩有三枝之禮，烏有反哺之孝，鳥類非尚有此心乎？今汝之母，青春而寡，盡心育汝教汝，二十五年如一日，固無日不祈禱神祇，求汝之成業，及宗祧之有繼，今夙望將達，而汝希自殺，則汝母之失望悲痛，為何如乎？且汝苟自殺，則汝母必殉，果爾則汝家豈不中絕永廢，汝將何以見爾祖爾宗於地下乎？愚哉君乎，曷速歸爾本心。」彼始現感悟態，並自白自去歲至今，已求死數次，亦因念及母氏而中止耳。

是日也，其精神尚未清晰，復經二三日，始恢復原狀，而向余謝罪，謂此後當力圖上進，絕不敢再萌短見，語至懇摯。厥後遷居房州，力修江間式心身鍛鍊法，僅歷三月，體重頓增十八九斤，未幾畢業，得學士位，今就職某大公司，頗能活動，惟性格大變，持大努力之主義，而營樂天的生活，與前回若兩人矣。

江間式心身鍛鍊法與宗教家

江間式心身鍛鍊法，為一般望增進能力、康健長壽者所宜修，固已，即醫界及教育界中人，亦頗冀其加以研究，若宗教家，則尤切望其深察焉。

近世創科學萬能論者，每至稱哲學已死，宗教將亡，續已死之哲學與瀕死之宗教者，科學家也。噫，今之世道人心，廢頽已極，原因雖不一，而此宗教之不振，實作之厲階也。

顧吾謂宗教之不振，良由宗教家之無權威；宗教家之無權威，則在彼等絕無不可思議之法力耳。請言其故，自歐戰開釁以來，羅馬教王，曾一再提倡平和，而各國咸熟神無睹，充耳不聞。揆厥緣由，要不外因其無何等之權威與法力耳。若教王有法力，得震威一喝，以變愷撒德稱皇帝曰愷散之靈魂，則世界之平和，不將立現乎？

凡為宗教家，而欲救世濟時者，尤不可不有幾許神通力，如來神力品二十一所載「諸佛救世者，住於大神通，欲使眾生悅，故現無量之神力，至舌相梵天，由身放無數光，為求佛道者，現此稀有事。」等，即指此言，今使全國之寺院長老，悉能修行「江間式心身鍛鍊法」，而得若干神通力，則恢復此衰頹之世道人心，亦非至難。

故不佞十餘年來，諄勸各地宗教家，習此等法，不幸能篤志實行者甚鮮，遙望前途，曷勝杞憂，此不佞所以有專入靈界，盡力宣傳之決心也，顧將顛之大廈，非一木所能支，尚冀當世宗教大家，深加究察，如能協助不佞，以普度眾生，則尤幸矣。

然而所謂救世濟人，滅度眾生，欲奏實功，良非易事。自來宗教家、道德家，固亦莫不倡此等說，而自不佞觀之，則猶有所未盡然者。今特更引孝本哈惠之論，以證不佞之見解。

孝氏嘗曰：人類可依先天的性質（即秉受自然之天性）而分三種，第一為利己之人，第二為奸惡之人，第三乃性善之人。第一種人，專以圖自己之利為目的，甚者恒至於無極限（因慾望無窮也）。第二種人，專以苦虐他人為目的，不問其利否，甚者殘忍慘酷而難狀。第三種人，則專以圖他人利益為主旨。

至於人之本性，則一定不變，教育也，宗教也，不能使移易，否則何以自古至今，獨知識日新，而德行無進耶？自來宗教家、教育家之竭力勸善進德，已無不至，而人類性質，何以絕無變化耶？矧人之性質，果宗教教育，能使漸進於善，則自少而壯而老，行為當益趨於純良。

今也不然，世人之中，多幼時性善，而至壯年老境，反多利己行為。此何故乎？若夫年長而化純良者，則因少年血氣未定，智慮未足，易於不知不識之間，放逸乎本性之外，及知識漸長，思慮漸明，遂發現其天然之性質耳。

夫宗教本為移風易俗，裨益國家而設，然而尚難奏顯著之實效者，良由人性難改之故耳。因此，彼嘗遺一格言於後世曰：「人之頭腦即智慧可開發，人之心境不可變易。」

然不佞之所見，則與之正反，所謂人之心境不可變易，盡屬皮相之見，而歐洲哲學家言，乃大都類是，惟極印度哲學之蘊奧，察人類精神之本態，可知變易心境，絕無不能，若應用江間式心身鍛鍊法，則不特可變易一己之性質，即變易一切眾生之性質，亦無不能，可斷言也。

江間式心身鍛鍊法終

附錄——腹式呼吸法節要

導言

腹呼吸法，由來甚古，近經日本醫學博士二木謙三氏躬親實驗，據理推究，遂能確證其偉效，曾廣為傳佈，竭力提創，世人之受其惠者，蓋不勝計矣。博士嘗自述其經驗曰：

「余生而奇弱，人咸慮其不育，雖幸未言中，稍長得入學校，顧上自五官，下逮四肢，靡不有病，頭時痛，眼耳鼻官能俱不全，齒齲頻作痛，咽喉亦病，咳不已，胃腸乏力，每餐僅進粥，仍屢患不消化，全身皮膚，既少滋澤，而自四歲種痘後，復遍發濕疹，歷十許年不癒，因此御衣恒易膠著（因衣著疹面，被其膿液所膠結也）。夜寢時感搔癢，不獲安眠，遂成失眠症，久之毒復內攻，發腎臟炎，醫皆危之，已而大腿筋肉亦病炎，自關節以至淋巴腺等，均無不病。故雖入學校，而時復輟業，且全身既病，胸襟亦窄，與伴相處，小佛意，即與之爭，爭而負，乃號泣歸，竟日無歡，歷久成痞癪，亦至危殆。及十六七歲，始漸睹康健之曙光焉。蓋余病中，屢見醫謂此藥無效，則無良劑，因思更求其他。曾有士人寓余家者，醫家子也，多蓄醫書，得時假以閱錄，後讀平田篤胤先生養生之論，乃漸有所得」。

考先生之說，論及精神作用者，略謂古人純樸，本無所謂養生，洎乎後世，事物日繁，感觸思慮日多，氣乃向上衝逆，積於胸膈，遂為病源，而養生尚矣。

《素問》曰：「百病生於氣，怒則氣上，恐則氣下，喜則氣緩，悲則氣消，思則氣結，驚則氣亂，寒則氣收，炎則氣泄，勞則氣耗。」可知病皆生於氣，而欲言養生者，自應奉《素問》「恬澹虛無，真氣從之，精神內守，病安從來」之論為正道也。

至其論及肉體方面者，亦曰：

「人由口鼻吸天地間之氣，貫上中下三焦，而流於全身，血借其力，得循運無滯。苟勞心甚，則胸膈不穩，氣滯難下，百病遂生（中略）。蓋血隨氣行，氣機既阻，血行自滯，而致病自易。故言養生者，首當勿令氣滯胸膈之間，務使能運及下焦諸部，而常湛乎氣海（經穴名，在臍下寸半）。且不獨養生宜然，即修諸道諸業，亦皆尚蓄氣於是（例如習柔術擊劍，若不能集力下腹，則術亦難精）。若夫釋家治心，即在乎此；道家修煉，亦僉謂氣聚則無病，無病自長壽，故聚氣實不老不死之術，而氣海之下之丹田（亦經穴名，在臍下三寸），乃培此不老不死之丹之田也（道家有所謂煉內丹者，實即練氣。以上論理，以下言法）。練氣臍下之法不一，茲就最確者言，吾父壽至八十有四，常言我自幼多病，後由某丈傳練氣之法，實行無間，遂能至今無恙。其法每夜就寢而未睡時，仰臥，力伸兩足，吸全身元氣，充於氣海丹田及腰際足內，摒除妄想，屈指計息，至於百，則弛伸腳之力，須臾復續行之，大抵每夜反覆行四五次，每月修六七日，則元氣充盈遍體，腹中積塊皆消，任何良藥，莫能勝焉。」

余讀此論，得悉呼吸深入臍下，功能療治百病（按：此乃承平田氏之論而言。據博士研究結果，則稱此法最宜防病，若對於既病者，雖難盡治，概能療之）。及覽白隱禪師答鍋島候近侍書【原書略謂凡修行者，在精進工夫之間（即致力研究時），苟心緒不佳，必多障於動靜二境（即過忙過寂均難精進）。隔于昏散二邊（思慮不清為昏，妄想迭起為散）。心火上逆，肺金痛悴，元氣虛損，而發難治之症。故練內觀之真修，實為養生之秘訣，以其能使心身剛健，氣力增長，而萬事輕快，法易成就也。蓋不論行住坐臥，常注心氣（即精神與力）於臍輪氣海丹田腰足之間，而不稍弛，則元氣自充盈於丹田，而臍下瓠然，如球如豉，且可終日坐而不飽（即無害消化），終日誦（誦讀）而不倦，終日書書寫而不困，終日說而不屈。縱令日行萬善，亦無退倦之色，心量漸宏，氣力常壯，雖在酷熱盛暑之夏日，可不扇不汗；玄冬素雪之冬夜，可不襪不爐。世壽即閱百歲，齒牙轉成剛健，苟修行不怠，則併得長壽，是故果能若是，則無道不可成，無戒不可持，無定不可修，無德不可充矣】乃益信無疑，依法練習，時行無間，體遂漸健，而病魔亦消滅於無形矣。

顧自入高等學校後，因課程繁重，用腦過度，患神經衰弱，臨試之際，竟憒憒然並習知之字，亦不能書，遑論其他，結果除圖畫體操得評點逾六十外，餘皆僅二十左右，遂落。

厥後於溫習之旁，竭力練腹呼吸，腦力果漸恢復，是我之得有今日，固悉本腹式呼吸之賜也。

迨自西遊歸，慨神經衰弱症之日多，而思借此以濟世，因詳加研究，而探悉其深合乎生理，用敢列述其原理方法如後。

原理

吾人胸腹，均能運動。胸動，則肺張弛而呼吸生；若胸腹均動，則肺力益增，氣機尤暢。蓋胸腹之間，有橫膈膜，其形上穹，略似傘，能伸縮，縮則下移，弛則上升，膜下降，則胸廣腹窄，肺部擴張，胃腸被迫，而向前突，腹壁乃凸；膜上升，則胸狹腹廣，肺部收縮，內臟後退，腹壁遂凹，故胸腹互運其力，可使吸氣多而吸入深也。

人之呼吸，可分三種：一曰肺尖呼吸，其息僅至於肩，病人及婦女概然；二曰胸呼吸，其息以胸，即吸息之際，胸擴而腹凹者是；三曰腹呼吸（即腹式呼吸，亦作胸腹式呼吸），吸息時胸腹均突者是。

言其利弊，則肺尖呼吸，最為不良；胸式呼吸，亦非萬全，以其肺動不均，運息難匀也；惟胸腹呼吸，則肺之上下左右，俱平均擴張，吸入之氣，自普遍無偏。

蓋吸息而突腹，所以引下橫膈膜，增胸容積，俾空氣得深入肺底；呼息而縮腹，所以舉起橫膈膜，壓迫肺臟，使惡氣悉排泄無餘，故腹式呼吸，為呼吸之最善者。

腹式呼吸，不獨有益於肺，並能輔助心臟，善血液之循環。

蓋人身血液，輸運腹內者半，循流各部（即手足頭胸等）者半，而胥藉心臟血管之力，循運無滯，營養諸體，以保康健。顧入腹之血，往往因腹部運動不足，無力速歸於心（血液賴心臟之壓力，而輸於各部，復借各部血管收縮之力，運歸於心。苟運動弱，則血管運血之力減，故血行亦滯），滯積於腹，致他部血減，而有貧血之虞。

且血滯於腹，既足妨他部血液之循環，尤易阻腹內廢物之宣洩，因雜有廢物之血，既難運出，則新鮮之血，亦難輸入（血液周流全身，集其廢物，挾歸心臟，復入於肺，借呼吸之力，驅去雜質，又成淨血，輸送各部，所謂新鮮之血，即此淨血也）。

故充其極，則良血運行滯，而惡血積於腹，人乃受其害矣。（胃腸之病，概起於是）。凡按腹而覺柔軟悸甚（悸言脈之搏動，非謂驚悸）者，概有是患，惟注力於腹，使腹向前張，斯可驅出惡血，輔佐循環，而除卻弊害，於是腹式呼吸尚矣。

腹式呼吸，更能養成膽力，減少恐怖，即恐懼多生於體向前屈，致橫膈膜上穹，而壓迫胸部之時，因是時心臟亦受壓迫，機能難暢，遂起動悸（即心跳增盛），發冷汗，精神不寧，恐懼易生。故推其原始，實由橫膈膜之不能（緊張緊張則下降而胸擴，否則上升而迫胸）。否則胸部不致受壓，心臟得免悸動，恐懼自可大減。

又如登山馳走或勞動時，若能力張腹部，則弱者亦得與強者競，並可免生動悸也。

請言其證，余足素弱，不善馳，顧頗不欲示弱於人，在高等學校時，常思即習腹呼吸，能注力於氣海丹田，則凡事當無不能舉，運動之際，毅然加入長距離競走，竟於十四里間，賽得第一，且距第二人之抵終點，早逾半時，以本不善馳者，僅憑腹式呼吸法之力，乃得不休不困，不飲不渴，而奪得錦標，此不佞所以益深信此法而無疑也。

腹部神經，有迷走神經、內臟神經、交感神經等，各種機能，胥賴其操縱。是等神經，如受腹式呼吸及腹壓之刺戟，則能力增進，有興奮胃腹，或鎮靜胃腸之功，即胃腸之運動過鈍者，能使之強；過強者可使之靜，而分泌消化液，排泄老廢物等作用，亦必隨之而俱盛。

且全身神經，彼此連貫，故腹中神經，如受適當刺戟，並可傳作用於各部，而顯調心肺機能，整全身血行之良效。腹式呼吸之能影響於全體，此亦一因也。

腹式呼吸，對於神經呼吸血行消化諸官能，既有偉大之功效，故患血行失調、消化不良、神經衰弱、煩悗善怒（亦作歇斯底里，即婦女之氣鬱症）、便秘、不眠等症者，如能習行此法，皆得漸就痊可。

方法

腹式呼吸之法不一，平田氏主寢而行，即每夜就眠前，仰臥床上，伸足，入力下腹，徐徐運息，使自胸而下虛，由腹而下實者是也。顧余謂當圖便利，不必拘泥，行住坐臥，均無所擇，但求持身正直（即全身正而直），胸廓開張，而後徐徐吸息，使腹漸膨大，至一息既終，乃漸縮腹部，緩吐呼息，總之一呼一吸，務須有力，尤必長而靜，緩而徐，能吸八分，吐八分（即吸息勿宜過用力，吐息勿宜過凹腹），而不令達於極端即十分則尤善矣。

呼吸宜用鼻，若感不便，可鼻吸口吐。若由口呼吸，或口吸鼻呼，均非所宜。因空氣通過鼻腔，則溫度易於增高，故少冒寒之患；且所雜塵埃黴菌，多為鼻毛及黏膜阻隔，得免入肺為害，口則無此能力也（是說與江間氏反，前編固已辯之矣）。

初學此法者，不宜行於枵腹或飽食之時，宜在兩餐中間。至於時間，雖愈多愈妙，然每次練習，總以不覺勞頓為度。

大抵初學者，可日行三五次，每次約五分鐘，迨習練漸熟，自應隨之遞增（但練習既畢時，腹力仍不宜盡撤，庶腹易強固）。又始習是法，每感腹部微痛，是與多走而足痛股酸者無異，皆因不慣而然，實無足慮，續習數日，自可不覺，切勿因此中輟。

此法功效，在使腹部強固，不為病侵，並可增抵抗一切逆境，諸般刺戟之力。至於治病，雖至有效，然亦不敢謂一切疾病，皆可借此醫療，惟是法能防病於未然，則敢斷言耳（博士並謂是法療病，有遠勝藥力者，有不能見效者，亦有宜與藥劑並用者，如患病之人，欲借此施治，則宜商諸醫家，以決善否）。

凡習是法，不可切切於求效，須知火候既到，膚功自奏。若因習練數日，未見效驗，遽爾氣沮，則大謬矣。

古者山岡鐵舟，始習擊劍，即自勵曰：「縱令廢棄佩刀，亦已能無敵於天下，苟非修至極點，誓不輟我所學。」終能深入堂奧，得其真髓。我人習練呼吸，亦當有如是決心。

考呼吸有動靜之別，動者即前述盛動腹部之法，靜者入力於腹，徐徐呼吸，微而細，緩而長，綿綿不絕如縷，由人視之，一若無息，或以鵝毛當鼻，而毛不稍動，凡集注精神，以營事習業時，行之良宜。

行此呼吸，亦先運力於腹（即須做動呼吸），俾堅。然後使全身成靜定不動之態。而息於何時出入，均無由別，當是時也，精神鎮定，可感非常妙境，有明鏡止水之況，然僅靜而無動，則為死靜，亦屬非宜，故修是法，當自盛動腹部，通暢血行始，迨已熟練，則不動亦可，是猶劍術，初學僅習互擊，既精則可不鬥而制敵。

蓋習此既熟，則動靜可操縱自如，以是腹力益增，堅固如板，雖終日讀，終日寫，終日說而不倦矣。

中華民國八年二月初版
中華民國九年六月三版

（江閒式心身鍛鍊法一冊）
（每冊定價大洋貳角伍分）
（外埠酌加運費匯費）

原著者　日本　江閒俊一　綱野靈峯
譯著者　江夏雲鶴
發行者　商務印書館
印刷所　商務印書館　上海北河南路北首寶山路
總發行所　商務印書館　上海棋盤街中市
分售處　商務印書分館　北京　天津　保定　奉天　吉林　龍江　濟南　太原　開封　洛陽　西安　南京　杭州　蘭谿　安慶　蕪湖　南昌　漢口　長沙　常德　成都　重慶　瀘縣　福州　廣州　潮州　香港　桂林　梧州　雲南　貴陽　張家口　新嘉坡

九六四丁

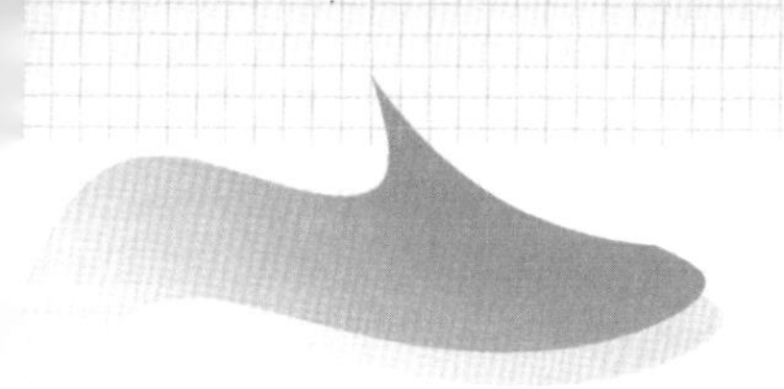

歡迎至本公司購買書籍

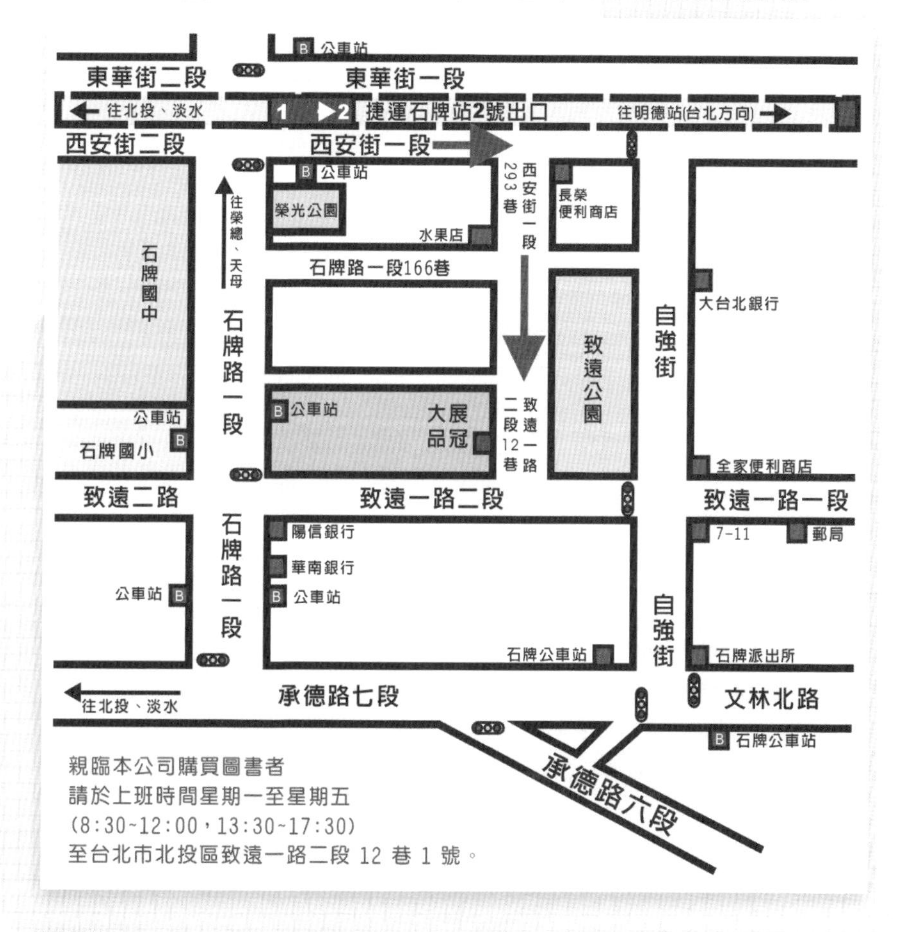

建議路線

1.搭乘捷運、公車

淡水線石牌站下車，由石牌捷運站2號出口出站(出站後靠右邊)，沿著捷運高架往台北方向走(往明德站方向)，其街名為西安街，約走100公尺(勿超過紅綠燈)，由西安街一段293巷進來(巷口有一公車站牌，站名為自強街口)，本公司位於致遠公園對面。搭公車者請於石牌站(石牌派出所)下車，走進自強街，遇致遠路口左轉，右手邊第一條巷子即為本社位置。

2.自行開車或騎車

由承德路接石牌路，看到陽信銀行右轉，此條即為致遠一路二段，在遇到自強街(紅綠燈)前的巷子(致遠公園)左轉，即可看到本公司招牌。

國家圖書館出版品預行編目資料

身心調和法　心身鍛鍊法／劉仁航 江夏雲鶴　著
——初版——臺北市，品冠文化，2013[民102.11]
面；21公分——（壽世養生；10）
ISBN 978-957-468-986-6（平裝）
1.呼吸法　2.養生
411.12　　　　　　102018402

身心調和法　心身鍛鍊法

著　　者／劉　仁　航／江　夏　雲　鶴
責任編輯／王　躍　平
發 行 人／蔡　孟　甫
出 版 者／品冠文化出版社
社　　址／台北市北投區（石牌）致遠一路2段12巷1號
電　　話／(02) 28233123・28236031・28236033
傳　　真／(02) 28272069
郵政劃撥／19346241
網　　址／www.dah-jaan.com.tw
E-mail／service@dah-jaan.com.tw
登 記 證／北市建一字第227242號
承 印 者／傳興印刷有限公司
裝　　訂／承安裝訂有限公司
排 版 者／千兵企業有限公司
授 權 者／山西科學技術出版社
初版1刷／2013年（民102年）11 月

定　價／180元

●本書若有破損、缺頁請寄回本社更換●

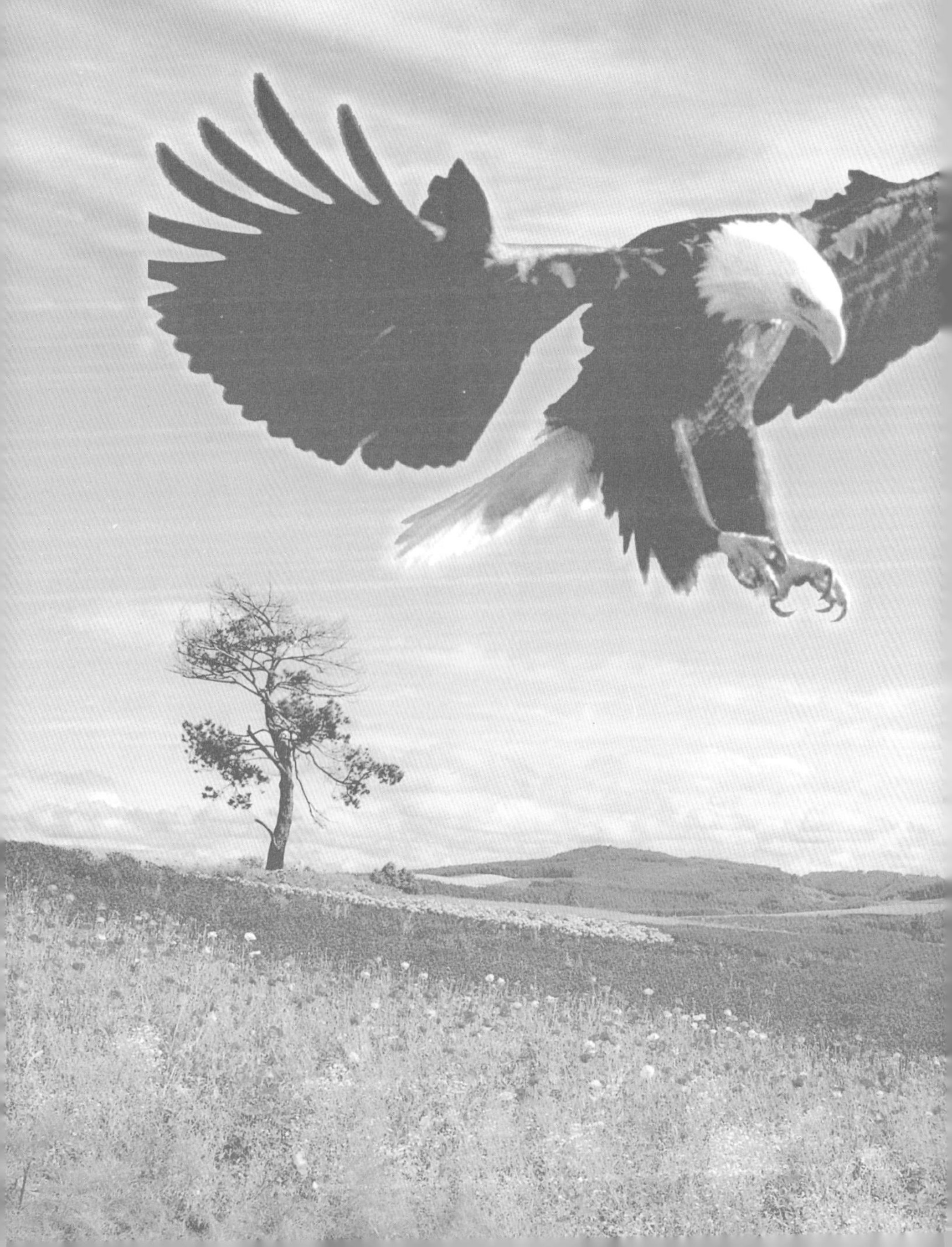